할매할배, 요양원 잘못가면 치매가 더 심해져요

나가오 카즈히로·마루오 타에코 지음
위경·한창완 옮김

BOOK STAR

여러분께 느닷없는 질문을 하나 하겠습니다.

'잠자는 돼지'의 수수께끼

어느 날부터 양돈장의 돼지들이 일제히 잠들기 시작했습니다.
유일한 즐거움인 밥 먹는 시간이 되어도 좀처럼 일어나지 않습니다.
실은 며칠 전, 이 양돈장에 큰 변화가 있었기 때문인데요.
대체 어떤 변화가 있었던 걸까요?
이것은 실제로 있었던 일입니다.

힌트 : 양돈장의 먹이는 사람이 먹다 남은 잔반입니다.

BAACHAN, KAIGO SHISETSU WO MACHIGAETARA MOTTO BOKERUDE!
Copyright ⓒ 2014 Kazuhiro Nagao, Taeko Maruo
Korean translation rights arranged with BOOKMAN-SHA
through Japan UNI Agency, Inc., Tokyo and Korea Copyright Center Inc., Seoul

이 책은 (주)한국저작권센터(KCC)를 통한 저작권자와의 독점계약으로 광문각에서 출간되었습니다.
저작권법에 의해 한국 내에서 보호를 받는 저작물이므로 무단전재와 복제를 금합니다.

Before starting

책을 읽기 전에

느닷없이 질문을 드려 죄송합니다. 이 질문은 이 책의 저자인 마루오 타에코 씨에게 들은 이야기 중에 제가 가장 충격을 받은 에피소드입니다. '대체 무슨 질문이지?'라고 생각하실지도 모르겠지만, 실은 개호[1] 세계의 현장을 가장 잘 보여주는 질문입니다. 아직 정답을 말씀드릴 수는 없습니다. 이 책을 읽다 보면 답을 깨닫게 될 것이기 때문입니다.

개호자(介護者)요양 서비스 담당자, 재택 요양을 실시하고 있는 가족 등의 총칭 지원 활동 중인 NGO 법인 '만남의 장소 사쿠라짱'의 대표 마루오 타에코 씨와 이 책의 또 한 명의 저자이자 의사 나가오 카즈히로 선생님, 개호 문제의 일인자와 재택 의료[2]의 일인자인 두 분은 바쁜 시간을 쪼개어가면서 개호와 의료가 앞으로 어떻게 연계해 나갈 것인가에 대해 이야기해 온 사이입니다. 서로 같은 지역효고 현에 사는 두 분은 매년 수차례의 강연회나 심포지엄도 함께 하고 있습니다. 개호와 의료의 불편한 진실,

---
1) 개호(介護) : 환자를 돌보거나 간병하는 것을 말한다.
2) 재택 의료 : 치료가 곤란한 환자의 집 또는 노인시설 등을 의사가 방문해서 의료를 행하는 것을 말한다.

개호보험 제도[3]에 남겨진 문제들, 가족의 존재, 의미 등 무거운 주제를 오히려 만담처럼 쉽고 재미있게 풀어가는 강연을 30분 정도 들었을 때, '이건 당장 책으로 만들어야겠다!'라고 생각하고 이 책의 제목까지 떠올렸습니다.

부끄럽지만, 제 개인적인 이야기를 할까 합니다. 저는 집안 사정으로 할머니 손에서 자랐습니다. 중학생이 되면서 학교에서 급식이 나오지 않았고, 요리를 좋아하시던 할머니께서는 늘 정성스럽게 도시락을 싸주셨습니다. 어느 날 아침, "오늘 반찬은 햄버그 스테이크다."라며 할머니께서 건네주신 도시락을 교실에서 열어 보니, 익히지도 않은 빨간 생고기 덩어리가 제 눈에 들어왔습니다. '생' 햄버그 스테이크가 들어있었던 것입니다. 저는 황급히 도시락 뚜껑을 닫아 버렸습니다. 집에 돌아오자마자, "할머니, 이게 뭐에요? 생고기잖아요!"라고 말하면서 손도 대지 않는 도시락을 내밀자, 할머니는 정색을 하시며 "어째서 이 할미에게 거짓말을 하는 게냐?"라고 고함을 치셨습니다.

'할머니, 갑자기 왜 그러시는 거에요? 정신이 이상해지셨나?' 할머니가 고함을 치시는 이유도 모른 채 혼잣말로 중얼거리는 순간이었습니다. 할머니는 도시락 뚜껑을 열더니, 그 안에 있던 빨간 생고기 덩어리를 제 얼굴에 던지는 것이었습니다. 여러분, 생고기로 맞아본 적 있습니

---

3) 개호보험 제도 : 2000년 4월 1일부터 시행된 일본의 사회보험 제도. 거주하고 있는 시정촌(市町村, 기초자치단체)에서 제도를 운영하고 있다. 일본 국민은 40세가 되면 피보험자로서 개호보험에 가입하게 된다. 65세 이상의 국민은 시정촌(市町村)에서 실시하는 요개호 인정 과정을 거쳐 개호가 필요하다고 인정받게 되면 개호 서비스를 이용할 수 있게 된다. 40세부터 64세까지의 국민은 개호보험에서 정한 특정 질병을 진단받아 개호가 필요하다고 인정될 경우 개호 서비스를 이용할 수 있다.
2000년도의 개호보험 제도 실시 때는 개호급여액이 약 4조 엔이었지만, 2014년도는 10조 엔대로 증가할 것으로 예상하고 있으며, 이른바 베이비붐 세대가 65세를 맞이하는 2015년을 위해 개호보험 제도가 개정되었다. 주요 개정안은 다음과 같다(2014년 1월 시점) *연금 수입이 연간 280만 엔 이상의 고소득자는 자기 부담의 비율이 10%에서 20%로 상승. *특별요양노인홈(특양)의 입소자 이용자가 '요개호 3' 이상으로 한정된다(특례 있음). *'요지원' 대상자를 위한 방문 개호, 주간 보호 서비스를 국가에서 시·군·도의 사업으로 이관. 즉, 개호 서비스에 지역 차가 크게 생길 것이 예상된다.

까? 생각보다 아팠습니다. 그리고 가슴 한쪽이 먹먹해졌습니다. 하지만 그때 정말 가슴이 아팠던 건 제가 아니라 할머니였을 것입니다.

그날 이후로 저는 할머니의 도시락을 거부했습니다. 할머니와의 대화도 점점 사라졌습니다. 제가 애지중지하던 고양이가 행방불명된 일이 있었는데 3개월 만에 할머니의 옷장 서랍에서 발견되었습니다. 그리고 6개월 후에는 할머니가 거리를 배회하기 시작하셨습니다. 할머니는 눈 깜짝할 사이에 치매가 들어 버렸습니다.

당시에는 '인지증[4]'라는 단어가 무엇인지도 몰랐으며, 개호시설[5]에 입소한다는 개념조차 없었기 때문에, 그렇게 10년 동안 할머니는 집에서 아무런 치료도 받지 못하고 치매가 든 채 돌아가셨습니다. 지금 생각해 보면 그때 할머니께 해 드릴 수 있었던 일이 많았던 것 같습니다. 요양시설에 가셨으면 좀 더 건강해지셨을 텐데……라는 생각에 가슴이 아파왔습니다. 당시 저희 집은 넉넉하지 못한 형편에 가족들도 뿔뿔이 흩어져 지내고 있어서 경제적으로도 정서적으로도 여유가 없어 요양다운 요양도 못했습니다. 그러나 두 분의 대화를 편집하면서 경제적으로 정서적으로 여유가 있다고 해서 최고의 개호를 할 수 있다는 생각은 '환상'에 지나지 않는다는 것을 깨닫게 되었습니다.

이 책은 베이비붐 세대가 점점 고령자가 되면서 개호와 의료의 공급이 부족해지는 2025년의 문제(일본에서 치매 대란의 시대가 올 것으로 예상)에 앞서 '무엇을 알아두어야 할 것인가?'에 대한 물음을 숨김없이 적나라하

---

4) 인지증 : 후생노동성이 '치매'라는 명칭을 '인지증'으로 바꾸기로 결정한 것은 2004년이다. 그 외의 명칭 후보로서 '인지장애', '건망증', '기억증', '기억장애', '알츠하이머'가 있으며, 후생노동성의 홈페이지에서 국민투표를 열었다. 투표율 1위는 '인지장애'였지만, 이 단어는 정신분열증에도 사용되고 있기 때문에 부적절하다고 여겨져, 2위인 '인지증'으로 결정되었다.
5) 개호시설 : 입소자에게 입욕, 배설, 식사 등의 케어와 일상생활상의 보살핌, 기능훈련, 건강관리 등을 행하는 시설. 개호노인복지시설(특별요양노인홈), 개호노인보건시설(종래의 노건), 개호요양형 의료시설(요양병상), 개호요양형 노인보건시설(개호요양형노건). 그 밖에 유료 노인홈, 케어하우스, 그룹홈 등이 있다.

게 직설적으로 정리한 전대미문의 책입니다. 의료와 개호의 최전선에 있는 두 저자이기에 말할 수 있었던 생생하고 충격적인 이야기가 담겨 있습니다. 하지만 이 책을 다 읽고 나면 분명, 쓸쓸한 느낌보다 인간적인 따스함을 느낄 수 있을 것입니다. 너무나도 인간적인 실용서가 만들어졌다고 생각합니다. 두 분의 대화를 통해, 최신 개호 정보는 물론, 치매에 대한 마음의 준비를 할 수 있을 것이라 확신합니다.

덧붙여 이 책의 제목으로 '치매가 들다.'라는 표현을 사용했습니다. 두 분의 대화에서도 자주 '치매'라는 표현이 쓰이고 있는데 일본에서는 치매라는 단어를 특별한 경우를 제외하고는 사용하지 않도록 분류하고 있습니다. 하지만 저자와 편집자 모두 치매 든 노인을 '인지증'이라는 용어를 사용하여 병명의 틀 안으로 넣으면서부터, 일본의 비극이 시작되었다고 생각합니다. 그렇기 때문에 굳이 '인지증'이라는 표현을 자제하고, '치매가 들다.'라는 표현을 사용하게 되었습니다. 어떤 표현이 차별의식이 생길만한 표현인지 생각하면서 이 책을 읽어 주셨으면 하는 바람입니다.

북맨사 편집장, 고미야 아리

'만남의 장소 사쿠라짱' 마루오 타에코 씨!

　그동안 잘 지내셨습니까? 지난번에는 이야기를 들어주셔서 너무 감사했습니다. 그 후로 여러 가지 많은 일이 있었는데, 마루오 씨에게 또다시 이야기를 들려 드리고 싶어서 이렇게 편지를 씁니다.

　저는 올해 1월부터 오로지 아버지의 간병에만 전념하였기 때문에 4월에 아버지께서 돌아가시기까지 어머니와 지낼 시간이 많지 않았습니다. 5월 연휴가 끝나고 겨우 어머니에게만 전념할 수 있겠다 싶을 때였습니다. 어머니가 입소한 특별 요양 노인시설이하, 특양시설[6]의 케어매니저 [7]A에게 전화를 받고서야 어머니가 3월부터 낮에 수면제를 복용하고 있다는 사실을 처음 알게 되었습니다. 그러고 보니 어머니는 3월 하순쯤부터 무표정하고, 이야기해도 반응이 없고, 항상 졸려 하시고 멍한 시선으로 숨소리도 거칠었고, 침도 흘리셨습니다. 설마 낮부터 수면제를 복용하고 있었을 줄이야 상상도 못 했습니다. 수면제 복용 이유를 물어보자 휠체어에 앉아서 테이블을 손으로 밀거나 몸을 젖혀 뒤로 넘어질 수도 있어 안전을 보장할 수 없다는 것이었습니다. 중략 또, 케어매니저는 5월 8일 정신과 의사선생님이 왕진을 와서 초진을 할 예정이니 진료에 동행해달라고 했습니다. 물론, 그날 같이 병원에 갔습니다. 약을

---

6) 특별 요양 노인시설 : 사회복지법인, 지방자치제 등에 의해 운영되는 공적 개호시설로 24시간 간병이 필요하며, 재택에서의 생활이 곤란한 환자에게 식사나 입욕 등의 일상생활을 돕는 시설. 개호보험이 적용되기 때문에 자기 부담은 6만 엔에서 15만 엔으로 타 요양시설에 비해 비교적 저렴하지만 그 대신 입소 대기자가 많다. 전국에 5,500군데 이상의 특양시설이 있다.

7) 케어매니저 : 이용자의 개호 전반에 관한 상담 원조, 관계 기관과의 연락 조정을 행한다. 이용 희망자, 가족 등이 어떤 개호 서비스를 희망하는지 면접을 통해 조사하고(인테이크), 어떤 개호 서비스가 필요한지를 파악하여(어세스먼트) 개호보험 이용이 가능하도록 서비스를 계획, 개별지원계획서를 작성한다(플래닝). 그리고 서비스 이용 개시 후에도 제공되고 있는 개호 서비스가 적절한지 부적절한지 정기적으로 평가해(모니터링) 당사자와 가족의 상황에 맞춰 다시 어세스먼트, 플래닝을 행하는 전문직을 일컫는다. 등급 인정을 받은 자가 재가 급여를 쓰고 싶을 경우, 시청에 상담하여 케어매니저가 상주하는 개호지원 사업소를 소개받는 것이 통상적이다.

처방받고 나서부터 어머니는 언제나 꾸벅꾸벅 졸기 시작했습니다. 신장 기능도 좋지 않으니 약 처방을 중지해 달라고 의사선생님께 부탁했습니다. 그런데 의사선생님은 간호사, 케어매니저, 플로어 매니저를 향해 "가장 약한 약이고 조금 지나면 더 얌전해지실 거예요."라고 말하는 것이었습니다. 그럼, 혹시 부작용이 있는 것은 아닌지 물어보자, 대수롭지 않다는 듯이 "있습니다."라고 했습니다. 중략 상식적으로 낮에 수면제 복용은 좋지 않다고 생각해 밤에 신경안정제 '그라마일Gramalil정' 25mg을 복용하게 했습니다. 하지만 두 달 내내 낮에 수면제를 복용하고 있었기 때문에 약이 바뀌어도 상태는 계속 악화될 뿐이었습니다. 이용자들을 위한다기보다는 직원들의 편의를 위한 것으로 밖에 보이지 않았습니다.

  그 후 중요한 볼 일이 있는 날을 제외하고는 거의 매일 어머니의 식사를 직접 챙겨 드리기 위해 시설에 갔습니다. 5월 중순, 어머니의 오른쪽 손등이 심하게 부어 있어 직원에게 물어보니, 오른쪽으로만 주무셔서 그렇게 된 것이라고 했습니다. 다음 날, 이번에는 얼굴의 오른쪽이 심각할 정도로 부어 있어서 평소에 복용하고 있는 설사약 '마그미트Magmitt정'에도 문제가 있는 것 같아 간호사에게 혹시 부작용이 있는 건 아닌지 물어봤습니다. 간호사는 설사약을 먹고 그런 부작용이 생긴 경우는 들어보지 못했다고 했습니다. 한 번 다른 병원에서 진료를 받아보고 싶다고 하자, 어느 병원에 갈 것인지 물어보더니 "저희를 그렇게 못 믿으시면 여기에 계실 이유가 없잖아요. 그럼 저희도 어떤 사고가 있어도 책임지지 못합니다. 그래도 상관없으세요?"라고 했습니다. 저는 단지 어머니에게 정말로 좋은 약인지를 다른 의료기관에 확인해 보려고 한 것뿐인데 말이죠. 중략 흐르는 눈물을 멈출 수 없었습니다. 전화로 왜 손등과 얼굴이 자꾸 붓는지 물어보니, 어르신들이 한쪽 방향으로만 누워 잠을 자게 되면 붓는 경우가 있다는 대답뿐이었습니다. 그런 이유라면 야간 근무자가 이용자의 자세를 바꿔주면 좋을 텐데 말입니다.

어머니가 약을 복용하고 있었던 사실을 왜 5월이 돼서야 알려주었냐고 담당 직원에게 물어보니, 이용자 가족에게 일일이 모든 것을 전달할 수는 없다고 했습니다. 그리고 전화해도 이런 일로 일부러 전화하지 말라고 하는 경우도 있다고 했습니다. "입장을 바꿔서 생각해 보세요. 좀 더 나은 요양 방법이 있지는 않을까요?" 제가 이렇게 말하자, "야간 근무자는 이용자를 위해서 어떻게 하는 것이 가장 좋을지 의논하느라 바빠요. 중략 저희도 신경을 많이 쓰고 있어요. 약을 챙겨 드리는 것도 버거울 정도라고요. 최근에 어머님께서 다른 이용자의 발을 계속 밟으셔서 그분이 아프다고 해서 보니까, 얼음찜질을 해야 할 정도로 부어 있었어요." 그 이야기를 들은 저는 "정말 죄송합니다."라고 사과할 수밖에 없었습니다. 중략 제가 어머니를 시설에 부탁하고 있는 처지이긴 하지만 이는 마치 어머니가 인질로 잡혀 있는 것만 같았습니다.

그곳 요양시설에 근무하는 대부분의 직원은 이용자들에게 애정도 없으며, 이용자를 방치하고 보호도 제대로 하지 않고 있었습니다. 한마디로 그냥 돈을 벌기 위한 시설로써 약으로 이용자들을 학대하는 곳입니다. 몇 번이고 시설 근무자촉탁의, 간호사, 케어매니저, 요양시설 직원, 물리치료사에게 약 처방을 멈춰달라고 부탁했지만, 어느 누구도 들어주지 않았습니다. 2주에 한 번씩 오는 정신과 의사선생님을 마지막으로 만난 것은 7월 초였습니다. 중략 적어도 아침과 점심의 약만큼은 빼달라고 했습니다. 선생님은 가장 적은 양이기 때문에 걱정하지 않아도 된다고 했지만, 몇 번이고 약 처방을 멈춰 달라고 애원했더니 어쩔 수 없다는 듯 진료카

드를 쓰면서 "그럼, 약 처방을 멈추고 상태를 지켜봅시다."라고 했습니다. 그리고 간호사를 향해 "환자가 다시 시끄럽게 굴면 말하세요."라고 말하는 것이었습니다. 바로 저와 제 어머니 앞에서요. 의사가 이런 말을 할 수 있다는 것을 믿을 수 없었습니다.

이 시설에 계속 있다가는 어머니가 죽을지도 모른다는 생각이 들어 작년 가을까지 이용했던 노인보건시설[8]에 상담을 요청했고 7월 중순이 되어서야 그곳으로 돌아갈 수 있었습니다. 그리고 정신과에서는 약 처방을 전부 중지해 주었습니다. 중략 하지만 이미 부작용 때문에 음식물을 넘기는 것도, 일어서는 것도 힘들어지시고, 어머니의 체력은 모두 바닥나 버리고 말았습니다. 노인보건시설 직원들은 모두 친절했습니다. 10개월 전과는 확연히 달라진 어머니의 모습에 직원들은 매우 놀란 눈치였습니다. 어머니가 인생 끝자락에서 이런 무서운 일을 당했다는 것에 저는 너무 화가 났습니다.

작년 가을, 집 근처에 특양시설이 새로 생겼을 때, 부모님이 함께 입소할 수 있을 거라는 생각에 기뻤습니다. 새 건물에다가 외관은 호텔같이 보였지만, 보이는 곳만 청소를 하는지 이용자의 방, 화장실 등은 도대체 언제 청소를 했는지 분간이 안 갈 정도였습니다. 갈 때마다 먼지투성이인 부모님의 방을 몇 번이고 제가 직접 청소할 정도였습니다. 이용자가 많은 시간을 보내는 거실도 더럽긴 마찬가지였습니다. 차마 지나치지 못하고 제가 청소를 한 적도 있습니다. 병동의 책임자는 "저는 10년 동안 이곳에서 일하고 있지만, 어느 개호시설도, 노인보건시설도 똑같아

---

8) 의료법인, 사회복지법인 등이 운영하는 공적 개호시설로 주로 의료 케어와 재활치료를 필요로 하는 중도의 요개호 상태의 고령자(65세 이상)가 이용한다. 식사, 배설 케어 등의 개호 서비스가 제공되지만 재택 복귀를 목적으로 이용하는 곳이기 때문에 집으로 돌아가기 위한 케어이다. 그렇기 때문에 특별요양노인홈과 같이 종신제가 아니다. 입소 기간이 3개월로 정해져 있어 기간이 지나면 퇴소해야 한다.

요. 이곳은 시설이니까요."라고 했습니다. 케어매니저는 "저희는 의사 선생님 지시를 따를 뿐이에요." 담당 직원은 "위에서 내려오는 명령이니까요."라고 할 뿐 누구도 진심으로 어머니의 건강을 걱정해 주는 사람은 없었습니다. 요양 직원의 수가 너무 적은 것 같으니 좀 늘려줄 수 없는지 케어매니저에게 물었더니, 지금 요양 직원의 수는 국가가 정한 기준에 적합하고, 자원봉사 인원도 모집하는 중이라고 했습니다.

빠듯한 인원으로 구성된 요양 직원은 이것저것 해야 할 일이 너무나도 많습니다. 그 결과 이용자들은 제대로 된 보호도 관심도 받을 수 없게 되었습니다. 그 요양시설에 입소한 어르신들의 건강은 눈 깜짝할 사이에 악화되었습니다. 저는 부모님이 그 요양시설에 입소한 뒤로 뭔가 이상하다고 늘 느끼고 있었습니다. 내가 이상한 것인가라는 생각이 들기도 했습니다. 저희 가족들은 정신적으로 괴로운 나날을 보냈습니다. 하지만 제일 괴로운 시간을 보내고 있었던 사람은 저희 어머니였습니다. 더 빨리 지옥의 요양시설로부터 퇴소시켜 드릴 걸 그랬습니다. 어쨌든 이전으로 돌아가게 되어서 다행입니다.

마루오 씨, 또 연락드리겠습니다.

2013년 12월 사토 준코

Preface

머리말

내가 치매 들어도 '인지증'이라고 하지 마!

언제부터 였을까. 치매가 '인지증'으로 변한 것은? '우리 할머니 치매 들기 시작했어.'라고 말하는 가족은 있어도 '인지증이 생겼으니까 좀 봐줘!'라고 하는 가족은 별로 없을 것이다. 애당초 치매와 인지증은 같은 것을 말하는 것일까?

전문가는 같은 것이라고 말한다. 그리고 이제 치매라는 표현은 더 이상 사용하지 말고 인지증이라는 표현을 쓰자는 식이다. 그러나 잡지나 텔레비전에서는 '치매 들었다'라는 표현이 아직도 일상적으로 쓰이고 있다. 일상생활에서 '치매'라는 단어에 대해 특별히 신경 쓰는 사람은 없다. 어쩐지 따뜻하고, 귀여운 느낌이 드는 표현이다. 그런데 '인지증'이라고 말하는 순간 '뇌에 생긴 중병'이라는 어감을 느끼게 되는 것은 나뿐일까.

'치매'라고 하면 집에 있어도 될 것 같지만, '인지증'이라고 하면 전문의를 찾거나 시설에 들어가야 할 것만 같은 이미지로 바뀌어 버리니, 말의 힘이란 참으로 신기한 것이다. 이러한 말의 힘으로 그 사람의 운명이 확 바뀌는 사건을 몇 번이나 보아 왔다. 나는 매일 외래 또는 왕진으로 '암'과 '치매 든' 환자들만을 진찰하고 있다. 2명 중에 1명이 '암'에 걸리고, 3명 중 1명이 '암'으로 죽는 시대이다.

한편, 8명 중 1명이 걸리고 앞으로는 암과 같은 확률로 증가할 것이라는 '치매'. 지금 암과 치매는 그야말로 국민병인 것이다. 2006년 일본에 '암 대책 기본법'이라는 것이 만들어졌다. 1981년 일본인의 사망 원인 1위는 뇌졸중에서 암으로 바뀌었다. 지방 공공단체는 암 치료를 전국적으로 균일화시켰고 방사선이나 항암제 치료 전문의 수를 대폭적으로 늘렸다. 또한, 적극적으로 암 대책에 힘쓰자는 등의 캠페인을 대대적으로 열어 '암'을 특별한 병으로 승격시켰다. 일본 어디에 살아도 최고의 암 치료를 받을 수 있도록 만들어진 법률이지만, 동시에 어두운 측면도 있는 것 같다. 즉, 암은 암 전문 병원에서만 치료를 받을 수 있는 특별한 병이 되어 버린 것이다.

두 사람 중에 한 명이 걸리는 국민병이라고 하면서 오히려 그것을 치료하는 의료기관의 문을 두드리는 것은 곤란해졌다. 암 전문 병원에 있는 암 전문의의 지위와 전문성이 높은 것은 사실이다. 하지만 암 전문 치료가 유효한 것은 어디까지나 회복 가능성이 있는 치료 시기의 이야기이다. 그리고 임종 직전 생활 시기를 치료하는 동네 의사는 벼랑 끝으로 몰린 것만 같은 느낌이 드는 것은 부인할 수 없다. 암 환자도 죽음을 맞이할 때는 더 이상 '암 환자'가 아닌 인격을 지닌 하나의 생명체, 즉 인간이다. 죽음을 맞이하는 이유는 서로 다르지만, 인간은 살아 있기 때문에 죽는 것이다. 그러나 '암 대책 기본법' 이후, 죽는 순간에도 '암 환자'로서 죽게 되었다. 개탄스럽게도 이러한 사람들에게는 '암 재발 난민'이라는 이름마저 붙여지고 말았다.

인간으로서 최후를 맞이할 때에 필요한 것은 항암 치료도 방사선 치료도 아닌 삶의 마지막 순간까지 곁에 있어 주는 '완화 케어'이다. 그러나 '암 대책 기본법'이 생긴 이후에 가장 중요한 것이 빠진 것 같은 느낌을 지울 수가 없다.

흉선암을 앓고 있으면서도 산소 주입기를 차고 죽기 전까지 '암 대책 기본법'을 성립시키기 위해 온 힘을 다해 정치 활동을 해 온 야마모토 타카시 의원도 '이런 결과를 원했던 게 아니다.'라고 천국에서 통곡하고 있지는 않을까?

다시 말하자면, 법률이 암을 암 전문 병원이라는 우리 안으로만 몰아넣고 지역이나 생활이라는 시점에서의 암의 대책은 점점 그 중요성을 잃게 되었다. 의학 분야에서 유명하지 않았던 게이오대학의 콘도 마코토 씨의 《암 방치 치료》라는 내용의 책이 날개 돋친 듯 팔린 것은 암 환자들의 쓴소리를 대변해 준 것이 하나의 요인이라고 생각된다.

그리고 지금 '인지증 치료'도 '암 대책 기본법'과 같은 잘못을 반복하는 것은 아닌지 우려된다. "역사는 되풀이된다. 처음에는 비극으로, 그 다음에는 희극으로"라는 마르크스의 말을 떨쳐내려고 해도 잘되지 않는다. 이러한 상황에 대해, 곤혹해하며 분노를 느끼는 사람은 나뿐만이 아니다. 마루오 타에코 씨는 더더욱 분노하고 있었다. 내 생각과 마루오 씨의 분노는 충분히 공유할 수 있는 것이었다. 북맨사출판사로부터 나와 마루오 씨가 공유하는 생각들을 책으로 만들어 보지 않겠냐는 제안을 받았을 때 기쁜 마음으로 승낙했다. 책이라고는 하지만, 둘이 대본 없는 만담을 하는 것과 같다. 하지만 우리는 보통의 유쾌한 만담과는 달리 분노를 담아 만담을 하고 있다.

실은 마루오 씨에게 딱 한 가지 부탁한 것이 있다. '제가 치매 들어도 인지증이라고 하지 말아 주십시오. 그리고 그냥 혼자 배회하도록 놔두

십시오.'라고. 이 부탁의 진의를 이 책우리의 분노의 만담을 읽고 나서 생각해 주기를 바란다.

나는 자연사말기 암 환자가 연명 치료를 받지 않고 평온하게 죽음을 맞이하는 것 암 관련 책을 출판한 적이 있는데, 최근에는 암과 관련 없는 인지증에 대한 책도 출간했다. 이것저것 말하기 좋아하는 의사라고 생각하는 독자도 있을 것이다. 하지만 나는 이 여러 가지 주제들이 모두 연결되어 있다고 생각한다. 인간의 죽음에 대한 이야기이며, 삶의 이야기이다가끔은 성(性)에 관한 이야기도 연결된다. 마지막을 준비하고 있는 여러 환자와 날마다 마주하고 있는 동네 의사이기 때문에 이렇게 다양한 주제로 생과 사를 연결해 이야기할 수 있다고 생각한다.

그런데 지금 내 눈앞에 98세 정도의 치매 든 할머니가 있다. 할머니는 마루오 씨가 만든 설 음식을 손에 닿는 대로 게걸스럽게 먹고 있다. 시설에 들어가지 않고 수년 전부터 인지증 치료 약도 처방받지 않고 있다. 언제 돌아가셔도 이상하지 않다고 나는 진료 때마다 이야기했지만, 지금 딸과 함께 나의 썰렁한 농담에 재미있어하며 맞장구를 치고 있다. 나의 농담을 이해하고 있는 건지, 아닌 건지…… 그런 건 아무래도 좋다.

이것으로 좋지 아니한가. 이것이 뭐가 나쁘단 말인가.

이런 생각을 하며, 이 글을 쓰고 있다.

2014년 1월 1일 '만남의 장소 사쿠라짱'의 식탁에서

나가오 카즈히로

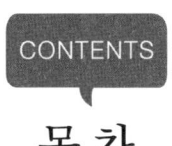

목 차

책을 읽기 전에 ··· 3
머리말 내가 치매 들어도 '인지증'이라고 하지마! ··············· 13

제1장 정신 차려 보니 간병으로 만신창이가 되어 있었다 ········ 21
별난 두 사람의 운명적인 만남 ································· 23
10년 동안 혼자서 가족 3명을 간병한 마루오 씨의 엄청난 인생 ······ 26
집에서 최선을 다해 간병했지만······························ 28
그리고 뒤돌아 보니 간병으로 너덜너덜해져 있었다 ········ 30

제2장 용서 못 해! 노인시설이 생선가게야? ······················ 35
대화도 없고, 표정도 없는 특별 요양원 입소자들 ············ 37
공포로 울부짖는 할머니의 입욕 서비스 실태 ················ 40
마을에서 고령자가 사라진 이유······························
개호보험 제도가 도입되었기 때문이라고? ···················· 42

제3장 치매 든 할아버지가 날뛰는 데는 이유가 있다! ············ 49
간병을 돈으로 바꾸지 않는다면······거기에는 기쁨이 남는다········ 51
'만남의 장소 사쿠라짱'의 전설, 지팡이 휘두르는 할아버지 ········ 54
할아버지가 지팡이를 휘두르는 데에는 이유가 있다 ········ 56
치매가 들어도 자존심은 있다, 그 자존심을 건드리면 안 된다······ 60

제4장	**배회하는 노인을 목격했다고 해서 경찰에 신고하다니!** ········· **63**

    '배회'는 단어가 낳은 오해 ··· 65
    인지증의 진행을 늦추기 위한 약이 배회하게 만들 수도 있다! ········ 67
    10년 전만 해도 자유롭게 동네를 배회하게 했다? ······················· 71
    걸을 수 있는 사람을 못 나가게 가둬 두면 어떤 일이 일어나는가? ··· 73

제5장	**이것이 일본의 비극, 치매 든 부모를 돌보지 않는 자식들** ······ **77**

    '어차피 죽을 것, 인지증으로 죽는 게 낫다.'라고 하면 화가 난다! ··· 79
    구하라, 그리하면 얻을 것이요 ··· 82
    서투른 아들은 더 이상 필요 없어! 좀 더 소통해 줘 ····················· 84
    '가족에게 신세를 지고 싶지 않다'는 것은 사랑하기 때문일까?
    아니면 자아의식(ego) 때문일까? ··· 87
    [생각해 봅시다] ··· 91
      '인지증이라도 리빙 윌(living will)이 가능할까?
      가능하다면 어디까지?'

제6장	**케어매니저 말을 무조건 따르지 마라** ····························· **101**

    Short stay, 단기 보호시설이 뭐야? ···103
    예상보다 빨리 '특양'에서 연락이 오면 Lucky? 맛집인가! ············107
    케어매니저가 언제부터 안내 도우미가 되었나? ·······················111

제7장	**케어매니저를 일단 의심해 보자.** ···································· **115**

    케어매니저도 그 나름대로 힘들다 ···117
    3년 만의 발렌타인 초콜릿 ··118
    이런 케어매니저를 조심해! ··121

제8장	**잠깐 기다려! 요양시설 선택이 생명줄** ··························· **125**

    입소 안내 통지 ··127

내가 그 통지서를 '태평양전쟁 당시 군대 소집 영장인 빨간 종이'라고 부르는 이유
재택 케어가 겨우 정착되어 가고 있던 중이었는데…
재택 의사는 그것을 막을 수 없다·················130
개호시설은 호텔이 아니다! 그런 곳에는 들어가면 안 된다 ··········133
[칼럼] '요양시설에서 평온사 할 수 있을까?' ·················139

| 제9장 | **마지막은 집에서 보내 드리고 싶지만 사회가 용납하지 않는 현실** ··· **143**

인지증 환자의 철도 사건으로 유가족에게 내려진
720만 엔의 배상금 청구 명령 ·················145
만약 당신 옆집에 인지증 환자가 산다면 ·················149
곤도 마코토라는 대단한 사람이 있어 ·················152

| 제10장 | **현명한 가족이 되기 위해서는 어떻게 해야 할까?** ············· **157**

애당초 인지증이 질병일까? 질병이라고 선고할 필요가 있었나?······159
선고라는 단어를 사용하는 의사는 세상이 자신을 중심으로 움직인다고
생각하고 있다! ·················163
요양 업계의 불편한 진실 ·················167

| 제11장 | 할머니 할아버지를 양계장 닭이 아닌 토종닭으로! **방목(放牧) 요양의 권유** **175**

노인복지와 사생관(死生觀)을 무너뜨린 것은 누굴까?············177
'노화'를 '병'으로 바꿔치기하지 마! ·················181
존엄한 '삶'과 '노화'라는 것은? ·················183
가두지 말고 방목하라! ·················185

맺는말 '열심히 잘 해왔어. 괜찮아, 괜찮아!' ················· 190
역자의 말 ················· 197
이런 요양시설은 조심하자! 체크 리스트 ················· 199

Chapter 01

정신 차려 보니 간병으로 만신창이가 되어 있었다

할매할배, 요양원 잘못기면 치매가 더 심해져요

정신 차려 보니
간병으로 만신창이가 되어 있었다

별난 두 사람의 운명적인 만남

나가오(이하 '나가') 마루오 씨가 한신 니시노미야 역 앞에 '만남의 장소 사쿠라짱'을 연 지 얼마나 됩니까?

마루오(이하 '마루') 2004년 봄이니까 이제 곧 10년 되네요. 니시노미야 역 앞으로 이사 온 지 6년이 넘었으니까요. 나가오 씨와 알고 지낸 지도 벌써 8, 9년 정도 되죠?

나가 네, 맞습니다. 처음에는 뭔가 범상치 않아 보이는 아줌마라 생각했지요. 한 스터디 모임에서 처음 만나 명함을 교환했는데 "무슨 일을 하십니까?"라고 제가 물으니까 "요양을 위한 '만남의 장소 사쿠라짱'을 운영하고 있습니다. 간병인을 위한 힐링 공간이기도 하지요."라고 했습니다. '음, 간병인을 위한 힐링? 그게 뭘 하는 곳이지? 역시 뭔가 수상쩍은 아줌마네.'라고 속으로 생각했었지요.

마루 그런 생각을 들게 했다니, 유감이네요.

나가 아닙니다. 지금이야 간병인들이 서로 의견을 교환하거나 평상시에 품고 있던 간병에 관한 고민을 털어놓고 이야기할 수 있는 장소[1]가 전국에 많이 생겼지만, 당시에는 간병인를 위해 뭔가를 하는 장소 자체가 흔치 않았기 때문에 어떤 곳인지 감이 오지 않았던 것뿐입니다. '무엇을 하는 곳일까?'라는 생각이 들어, "나중에 그 '만남의 장소 사쿠라짱'이라는 곳에 한번 놀러 가도 되겠습니까?"라고 제가 먼저 청한 것이 운명적인 만남의 시작이 된 거지요.

마루 그렇게 말씀하시면 저도 나가오 씨에 대해 할 말이 아주 많은데요. '뭐야, 이상한 의사가 와 있네.'라는 생각이 첫인상이었어요. 의사로서 풍기는 존재감은 완전 제로였죠. 지금에서야 말하는 거지만요. 절대로 나쁜 뜻이 아니라 오히려 칭찬하는 거예요. 나가오 씨는 그때부터 지금까지 절대로 거만한 분이 아니니까. 저는 싫어하는 사람이나 거만하게 구는 사람에게는 'ㅇㅇ선생님'이라고 일부러 '선생님'을 붙여서 불러요. 제가 나가오 씨한테는 '나가오 선생님'이라고 부른 적이 없죠? 왜냐하면, 나가오 씨를 존경하니까요. 원장님이시면서도 하얀 의사 가운을 입은 것을 한 번도 본 적이 없어요. 나가오 씨의 평소 이미지를 생각하면 하얀 의사 가운을 입은 모습이 전혀 상상이 가질 않아요. '정말 의사가 맞나?' 싶을 정도로, 지금도 가끔 의심이 든다니까요.

나가 그러고 보니, 처음 만났을 때부터 쭉 서로 '나가오 씨', '마루오 씨'라고 부르고 있네요. 이제 와서 갑자기 마루오 씨에게 '선생님'이라

---

[1] 마루오 씨가 최초로 만들어 낸 '만남의 장소'라는 명칭은 현재 전국에서 '만남의 장소'이나 '카페' 등의 이름으로 사용되고 있다. 이 '만남의 장소'를 계기로 간병인들이 서로 고민을 털어놓거나, 정보를 얻을 수 있는 공간이 많이 생겨났다.

고 불리면 귀가 간지러울 것 같은데요. 마루오 씨는 얼굴에 감정이 금방 나타나는 사람이니까요. 싫어하는 의사나 공공기관 직원이 오면 금세 입을 닫아버리지 않습니까?

마루 네, 맞아요. 저는 그럴 때마다 과묵한 사람이 되죠. 저의 또 다른 별명은 '히토키리칼잡이 마루오 씨'라는 이름이에요.

나가 '히토키리칼잡이 마루오 씨'라……. 쿠노이치여자 닌자 같네요. 어쩐지 무서운데요?

마루 간병 관련 NPO 법인[2]을 운영하고 있자니, 여러 사람이 취재나 견학을 하러 오곤 하죠. 간병, 인지증의 본질적인 부분은 전혀 알지도 못하면서 공부라는 목적으로 와서는 "이게 문제다!"라고 아는 척하면서 건방지게 말하는 사람, 정말 싫어요. 또 "저는 간병을 하고 있어요, 자원봉사[3]를 하고 있어요. 나란 사람은 멋진 사람입니다."라고 자신을 뽐내며 자기도취에 빠진 것 같은 사람도 싫어요. 간병이라는 것은 대단한 일도 자랑할 일도 아니에요. 당연히 해야 할 사람의 도리이니까요. 그 점에서 나가오 씨는 저런 사람들과는 달라요! '인지증'에 대해 배우는 것은 의학 서적이 아니라 본인과 가족을 통해서라고 처음부터 말씀하셨으니까요.

---

2) NPO법인 : NPO법에 근거하여 시·도·군 또는 지정 도시의 허가를 받아 설립되는 법인으로 사회의 이익을 위해 활동하는 비영리 단체.
3) 자원봉사 : '불쌍하니까.'라든가, '감사를 받고 싶다.'라든가, '좋은 사람으로 보이고 싶다.'라는 감정들은 모두 장애물일 뿐이다.

10년 동안 혼자서 가족 3명을 간병한 마루오 씨의 엄청난 인생

나가 그래서 마루오 씨는 팬도 많지만 적도 많은 거군요. 저랑 똑같네요(웃음). 마루오 씨는 원래 간병 쪽의 길을 가려고 했던 건 아니지요? 마루오 씨 자신의 간병 경험을 살려 고향에 있는 다른 간병인들과 교류할 수 있는 장소를 만들고 싶다고 생각해서 '만남의 장소 사쿠라짱'을 만든 것이지요?

마루 맞아요. '만남의 장소 사쿠라짱'을 열기 전에 10년간 가족의 간병을 했었어요.

나가 원래는 요리 쪽 일을 했었지요?

마루 네, 22세에 조리사 자격증을 따고 상경했지요. 푸드 코디네이터로서 텔레비전의 광고나 잡지에 실릴 요리를 만들기도 하고, 물론 음식점에서 일한 적도 있고요. 조리기구의 영업을 하거나, 카레 집에서 5종류의 카레를 만들기도 했지요. 아, 그리고 공군 식당에서 일한 적도 있어요. 15년 정도 도쿄에서 요리 관련 일을 했었는데, 부모님이 연세가 들고 몸이 약해져서 간사이로 돌아온 거예요.

나가 그래서 마루오 씨의 요리 솜씨가 프로급이군요. 저도 가끔 밤늦게까지 진료를 볼 때 '만남의 장소'에 들려 식사를 해결하고 있습니다. 언제나 막 지은 밥과 맛있는 반찬들이 있으니 감사할 따름입니다. 밤에 진료를 하느라 피곤한 저의 오아시스이자 영양 공급처이기도 하지요.

마루 도쿄를 떠나 부모님의 곁으로 돌아왔지만, 요리는 그만두고 싶지 않았어요. 그래서 다카라즈카 시 시내에서 수제 반찬가게를 하려고 적금을 털어서 개업 준비를 했었어요. '마루짱의 부엌'이라는 가게 이름까지 생각해 놨고요. 그런데 개업 당일에 어머니가 폐암이라는 것을 알게 되었고, 어머니가 입원을 하셨지 뭐예요.

나가 많이 당황스러웠겠군요. 그때 어머니 연세가 어떻게 되셨습니까?

마루 78세였습니다.

나가 마루오 씨는 그 당시 몇 살이었지요?

마루 비밀. 제 나이는 밝힐 수 없어요.

나가 그렇군요. 그래서 반찬가게 개업이 연기되었던 것이군요.

마루 제 가게를 갖는 게 꿈이었지만, 어머니의 간병이 그 무엇보다도 우선이었으니까요. 월세만 내고 가게 문은 열지 않았어요. 그래도 어머니는 무사히 암 수술을 받으셨고, 1년 후에는 그럭저럭 건강해졌어요. 이제 가게 운영과 어머니 간병을 같이 해 나갈 수 있겠지. 자, 드디어 오픈이다! 하고 생각하자마자 한신·아와지 대지진[4]이 일어났습니다.

나가 그것 참…… 월세만 계속 내던 점포는 어떻게 됐습니까?

마루 전부 무너졌습니다. 그리고 회복의 기미가 보였던 어머니의 건강도 지진에 의한 쇼크로 한순간 악화되었습니다. 악몽처럼 줄지어 암이 전이되기 시작했습니다.

---

[4] 한신·아와지 대지진 : 1995년 1월 17일 효고 현 남부와 아와지시마 북부에서 최대 진도 7을 기록한 지진. 마루오 씨의 가게가 있던 다카라즈카 시에도 거대한 피해를 줬다.

집에서 최선을 다해 간병했지만……

나가 어머니를 집에서 간병하셨지요?

마루 지진 때문에 쇼크도 받으셨고 해서 옆에 있어 드렸어요. 그래서 가게를 여는 꿈은 포기했습니다. 어머니도 병원에는 더 이상 가고 싶어 하지 않다고 하시고요. 부모님 집은 니시노미야 시내에 있는데 '만남의 장소'가 있는 역 앞에 있는 것하고는 다르게 산간 부근에 있는 시골이에요. 당시 마을에서 유일하게 왕진이 가능했던 의사가 모르핀[5]을 사용할 줄 몰랐어요. 어머니께서는 말기 암으로 굉장히 고통스러워 하셨습니다.

나가 재택에서 암 환자를 돌보기 위해서는 재택 의사가 얼마나 완화 의료[6]에 대한 지식이 있는지, 모르핀 등의 의료용 마약을 능숙하게 사용할 수 있는지가 중요한 열쇠가 됩니다. 당시에는 그런 의사가 많지 않았습니다. 실은 지금도 의료용 마약을 능숙하게 사용하지 못하는 의사가 많이 있습니다. 이건 여담이지만, 이러한 실정 속에서 '저희는 재택 진료를 하고 있지만, 암 환자는 보지 않습니다.'라고 처음부터 거절하는 의사도 있습니다. 인지증이든 암이든 ALS[7]든 뭐든지 진료할 줄 알아야 하는 것이 재택 의사의 기본[8]인데 말입니다.

---

5) 모르핀 : 암의 고통을 완화하기 위한 의료용 마약. 환자의 상태에 따라 통증의 단계별로 전문의가 양을 조절할 필요가 있다. 일본에서는 의사의 지식 부족 등에 의해 국제적으로 볼 때 모르핀의 사용량이 최저 수준이다.
6) 완화 의료 : 암 등의 질환에 의한 통증이나 고통을 완화시키기 위한 의료. 완화 의료를 시행하여 환자와 가족의 QOL(Quality of life=생활의 질)을 높인다. 재택 의료에서는 중요도가 높지만 재택 의사에 따라 완화 의료의 기술에 큰 차이를 보이는 실정이다.
7) ALS : 근육위축성측색경화증. 근육의 위축과 근력 저하를 일으키는 신경계의 난병
8) 재택 의사의 기본 : 암 환자는 보지 않는다고 하는 재택 의사도 있으니까 처음부터 확인을 해두어야 한다.

마루 맞아요. 어머니는 돌아가시기 전에 정말 고통스러웠을 거예요. 저도 갑자기 제 자신에게 닥친 간병 생활에 어쩔 줄 몰라 우는 날도 많았어요. 이 세상에 혼자 남겨진 것 같은 기분이었어요. 그리고 제가 하고 있는 간병이 맞는 것인지 아닌지 아무도 가르쳐 주지 않아서 불안에 떨었어요. 지금도 후회가 많아요. 그때 나가오 씨를 만났었다면 얼마나 좋았을까 하고 지금도 가끔 생각해요.

나가 그래도 마루오 씨는 마지막까지 어머니를 병원에 데려가지 않았습니까?

마루 지진 후에는 대학병원에서 코발트 치료를 받기 위해 통원 치료를 했습니다. 암이 척추에서 뇌로 전이되어 고통이 극심할 텐데도 어머니는 암인지 모르셔서 '병원보다 집에서 치료받고 싶다.'라고 했어요. 그리고 지진이 나고 9개월 후인 1995년 10월 17일 어머니는 제 품속에서 먼 여행을 떠나셨습니다.

나가 재택에서 그리고 딸 옆에서 죽음을 맞이하고 싶었던 어머니의 소원을 이뤄 드렸군요. 마루오 씨의 아버지께서는 어떠셨어요?

마루 아버지는 제가 간사이에 돌아가기 몇 년 전부터 치매가 시작 되었던 것 같아요. 어머니께서 돌아가시고 얼마 되지 않은 무렵, 차를 타고 나가신 후 장시간 돌아오지 않으셔서 어디에 갔다 오셨냐고 물어봐도 모르겠다고만 하시는 거예요. 그때가 87세의 일인데, 뇌경색을 일으키셨어요. 어머니가 떠나고 1년 뒤에 한 번 더 뇌경색을 일으키셨고 좌반신 마비가 와서 말하는 것도 알아들을 수가 없었고 대화도 되지 않았어요.

나가 그럼, 어머니 간병과 아버지의 간병이…….

마루 겹쳤어요. 어머니께서 돌아가신 뒤에도 숨 돌릴 틈이 없었어요. 게다가 동시에 오빠의 간병도 있었어요.

나가 마루오 씨의 친오빠 말입니까? 어째서요?

그리고 뒤돌아 보니 간병으로 너덜너덜해져 있었다

마루 둘째 오빠는 20대 때부터 조울증을 앓아 병원을 드나들고 있었고, 저는 그런 오빠를 돌볼 수밖에 없었어요. 오빠가 자살한 건 어머니가 돌아가시고 1년 반 뒤였어요. 오빠의 마지막을 함께한 사람도 역시 저예요.

나가 저희 아버지도 마루오 씨 오빠와 비슷한 상황에서 자살했습니다. 소중한 가족이 자살한 뒤에 느끼는 상실감은 말로 다 표현할 수 없습니다. 제가 아직 고등학생일 때였는데 아직도 마음의 정리가 잘되지 않습니다. 그리고 제가 의사가 되려고 마음먹은 계기도 아버지의 죽음 때문이었습니다.

마루 정말 그때의 일은 말로 다 표현할 수 없어요. 대지진부터 시작해서…… 암 통증으로 고통스러워 하시다가 돌아가신 어머니, 긴 세월 동안 조울증으로 고통받던 오빠의 자살, 더 이상 대화도 통하지 않는 아버지의 간병. 아, 내 인생은 무엇인가라는 생각이 들었을 때에는 이미 전 간병 생활에 지쳐 너덜너덜해져 있었어요. 어디에다 이 슬픔과 분노를 풀 수 있을까. 그런 생각으로 열게 된 것이 '만남의 장소'예요.

나가 아버지는 몇 년이나 돌보셨습니까?

마루 9년이요. 그리고 어느 날 갑자기 오연성 폐렴흡인성 폐렴Aspiration Pneumonia[9]이 생겼는데 그때 아버지 연세는 93세였어요. 급하게 입원한 병원의 의사선생님은 저에게 요양형 병원에 입원할지, 위루조성술위 속에 음식물을 넣기 위해 구멍을 만드는 수술을 하고 집에서 간병을 할지 정하라고 했어요. 그래서 아버지도 집에서 돌보겠다고 결심했어요. 어머니를 간병했던 경험을 살릴 수 있을 거라는 생각도 있었고요. 그래서 위루에 대한 지식과 가래를 빼는 방법[10]을 서둘러 배운 뒤, 아버지를 퇴원시켰어요.

나가 결국, 아버지도 어머니 때처럼 집에서 돌보기로 결심했었군요. 집에서 돌보는 것도 좋지만, 위루는 만들어서 퇴원하라는 병원은 지금도 많이 있군요. 어쩌면 아직 먹을 수 있을지도 모르는데요.

마루 그 당시에는 위루에 대한 지식도 전혀 없었어요.

나가 마루오 씨, 아버지를 집에서 얼마나 돌보셨습니까?

마루 하루요.

나가 네? 하루라고요?

마루 어이없게도 퇴원한 다음 날에 세상을 떠나셨어요. 그리고 저는 혼자가 됐어요.

---

9) 오연성 폐렴 : 수액이나 음식물이 기관으로 들어와 버리는 것을 오연이라고 한다. 그 수액이나 음식물에 들어 있는 세균이 기관으로부터 폐도 들어가는 것에서 발생되는 것을 오연성 폐렴이라고 한다. 고령자에게 많이 발생되고, 재발이 반복되는 것이 특징이다.
10) 가래를 빼는 방법 : 위루를 만들면 가래가 많아지는 경우가 있으니 있는 힘껏 빨아들일 필요가 있다. 이것은 의료 행위로서 의료 종사자 등 일부밖에 할 수 없지만 일정한 상황이 갖춰지면, 가정에서도 행할 수 있다.

나가 마루오 씨, 결혼은요?

마루 나가오 씨, 지금 제가 한 이야기 들었으니까 짐작하시겠지요? 그런 여유 따위는 없었어요. 이 세상에는 저 같은 여자가 많이 있어요. 부모님의 간병으로 혼기를 놓친 여자들이요. 부모님을 간병 중인 여자에게 굳이 프러포즈하는 남자를 본 적이 없어요. 그런 남자가 늘어나지 않으면 일본의 저출산 문제는 없어지지 않을 텐데 말이에요.

나가 어려운 문제입니다. 그래서 부모님은 '딸에게 피해를 주고 싶지 않으니까 요양시설에 들어가겠다.'라고 하는 겁니다.

마루 물론 그런 케이스도 많이 있지만, 그것도 이상한 이야기라고 생각해요. 자식들에게 피해를 주고 싶지 않다는 생각 자체가 가족이라는 의미를 부정하는 것 같아요. 그렇다면 '후회 없는 간병'이란 도대체 뭘까에 대하여 '만남의 장소 사쿠라짱'을 하면서 늘 생각하고 있어요.

나가 그것은 인지증뿐만 아니라 어떤 말기의 병이라도 모두 마찬가집니다. '원래는 집에서 죽음을 맞이하고 싶지만, 가족에게 피해를 주고 싶지 않으니까 병원에서 죽는다.'라고 생각하는 사람이 많이 있습니다. 일본이 핵가족 사회[11]로 된 지는 얼마 되지 않았지만, 가족에게 피해를 주고 싶지 않다는 생각이 수면 위로 나오기 시작한 것이 지금의 사회입니다.

마루 가족을 간병하고 돌보는 것은 굉장히 귀중한 인생 경험인데 말이에요. 슬픈 경험인 것만은 틀림없지만, 결과적으로 인간성도 성숙해지고요.

---

11) 핵가족 사회 : 부부와 자녀라는 가족 형태가 많은 사회이다. 2011년 총무성의 조사에서는 핵가족 세대가 56.4%, 단독 세대가 32.4%로 나타났다.

나가 경험자의 말은 역시 무게가 있으면서도 배려가 느껴지네요. 그래서 마루오 씨 성격이 원만하시군요. 사랑하는 가족을 3명이나 혼자서 간호하셨으니.

마루 몸은 부러질 정도로 약하지만요(웃음).

Chapter 02

용서 못 해! 노인시설이 생선가게야!?

할매할배, 요양원 잘못가면 치매가 더 심해져요

용서 못 해!
노인시설이 생선가게야!?

대화도 없고, 표정도 없는 특별 요양원 입소자들

나가 결국 마루오 씨는 10년 동안 어머니, 오빠, 아버지를 연달아 간병하고 저세상으로 보내느라 꽃다운 시절은 피워보지도 못하고 끝나버렸군요.

마루 아니요. 꽃다운 청춘 시절도 아니지만 15년간 도쿄에서 일한 뒤부터니까 거의 어른이 다 되었을 때쯤이었어요. 이 모든 일들이 청춘 시절에 있었다면 벌써 도망가 버리고 말았을 거예요. 성인이었기 때문에 자신이 10년이나 해온 간병이라는 것에 대해 후회나 무념 같은 것들이 막 끓어오르더라구요.

나가 보통 사람이라면 질려서 도망가지 않을까요?

마루 아버지가 돌아가신 후, 반 년 정도는 아무런 기억이 없어요. 어떻게 살았는지, 뭘 하고 있었는지 아무것도 기억이 나지 않아요. 기억나는 것은 어느 날 우연히 눈에 들어온 '헬퍼[1] 1급 취득 강좌' 신문 광고예요. 지금 생각하면 후회와 원통함으로 가득한 저 자신의 간병 경험을 제대로 되돌아보고 싶었기 때문이었던 것 같아요.

나가 어떤 연수를 받았습니까?

마루 그게 연수 내용은 별로 기억이 나지 않아요. 다른 것은 전부 잊어버릴 정도로 충격적인 사건이 있었거든요.

나가 마루오 씨가 충격을 받았다는 게 뭐지요?

마루 어느 날, 특양[2]에 실습을 하러 갔어요. 그런데 굉장히 조용했어요. 수십 명의 고령자가 있는 시설인데 누구 하나도 이야기를 하지 않는 거예요.

나가 표정은요?

마루 거의 대부분의 사람이 무표정이었어요. 이야기도 하지 않고 표정도 없고, 게다가 90% 이상이 휠체어로 생활하고 있었어요. 아, 아니 그건 정상적인 생활이 아니었어요.

나가 그랬군요. 대부분의 특양에서 생활의 영위라는 건 찾아볼 수 없

---

1) 헬퍼 : 일상생활에 지장이 있는 고령자, 장애 아동, 난치병 환자 등의 가정에 파견되어 가사 및 도움을 주는 사람을 말한다. 개호보험법 상으로는 자격을 취득한 자를 말하며 방문 개호원이라고 부른다. 홈 헬퍼(방문 간병인). 자격 취득이 필요하다. 간병을 필요로 하는 사람이 자립된 생활을 할 수 있도록 시중을 하거나 간병을 한다. 또한, 홈 헬퍼 2급은 2013년 4월에 폐지되었으며 그 대신에 '개호직원 초임자 연수'가 창설되었다. 지금까지 강좌를 수강했었다면 누구든지 취득할 수 있는 자격이었지만, 수료시험에 합격하지 않으면 취득할 수 없는 자격으로 바뀌어 이전보다 홈 헬퍼 자격 취득의 난이도가 높아졌다.
2) 특양 : 특별요양노인홈(간병노인복지시설). 24시간 간병이 필요하며, 재택에서의 생활이 곤란한 환자에게 식사나 입욕 등의 일상생활을 돕는 시설. 요양보험이 적용되기 때문에 자기 부담은 6만 엔에서 15만 엔으로 타 요양시설에 비해 비교적 저렴하지만 그 대신 입소대기자가 많다. 전국에 5,500군데 이상의 특양시설이 있다.

지요. 유감스럽게도.

마루 거의 전원이 휠체어에 멍하니 앉아 있었어요.

나가 그건 약으로 그렇게 만들고 있는 겁니다. 시설 사람들이 아니, 주치의일까요. 입소자들에게 필요 이상으로 약을 먹이고 멍하게 만드는 거죠. 간병의 번거로움을 줄이기 위해 저런 약을 처방하는 것이 좋은 의사가 할 일일까요? 제 발로 멀쩡히 걸어 들어온 이용자들이 몇 주일 만에 가족의 얼굴도 못 알아보고 휠체어 신세가 되는 겁니다.

마루 이해할 수 없는 일이지요?

나가 이해할 수 없습니다. 그런데 그런 요양시설이 넘쳐납니다. 약을 먹이고 멍하게 만드는 것을 의사도 시설에서 일하는 많은 직원도 이상하게 생각하지 않습니다. 죄책감이 1%도 없는 것이지요.

마루 죄책감 없이 하는 일이라니 더 악랄하네요. 나가오 씨, 그런 현장을 많이 봐 오셨지요? 어째서 분노하지 않으세요?

나가 물론 분노하고 있습니다. 하지만 시설 직원들도 위에서 '약으로 얌전하게 하는 것이 좋은 간병'이라고 하는 걸 듣고 있기 때문이겠지요. 패밀리 레스토랑하고 같습니다. 패밀리 레스토랑 점원에게 요리가 맛없다고 해도 달라지는 게 없는 것처럼 모두 위에서의 지시를 따를 뿐입니다. 현장에서 말해도 소용없으니까 이렇게 마루오 씨하고 대담을 하기로 한 것입니다. 이렇게 책으로 만들어서 모두에게 알리는 수밖에 방법이 없으니까요.

마루 정말 특양의 이용자 90%가 휠체어에 앉아 있었어요.

나가 왜냐하면, 그렇게 해야 시설 직원들이 이동시키기 편하니까 일의 능률상 편하겠지요. 멀쩡히 걸을 수 있는 할아버지나 할머니에게까지 약을 먹이고 휠체어 신세를 지게 만드는 것을 봤습니다.

마루 맞는 말씀이에요. 돈을 내는 사람은 할아버지, 할머니들인데 죄인보다 심한 대우를 받는 사람이 많아요.

나가 그래요. 저는 인간 존엄성의 범주에는 '이동의 자유'라는 것이 있다고 생각합니다. 요양시설에 들어간 많은 사람은 '이동의 자유'라는 인간의 존엄을 빼앗기고 있습니다. 돈을 내고 열쇠가 잠긴 방에 갇혀, 걷지도 못하게 되어 버리는 사람도 많습니다.

돈을 내고 열쇠가 잠긴 방에 갇혀서 걷는 것조차 힘들어지는 사람이 많습니다.

공포로 울부짖는 할머니의 입욕 서비스 실태

마루 제가 가장 충격을 받은 것은 그 헬퍼 실습의 마지막 날에 경험한 입욕 서비스[3]이었습니다.

나가 인지증 환자의 입욕 서비스이로군요. 할머니였습니까?

마루 네, 할머니가 들것에 실려 욕실로 왔습니다. 아악 아악 울부짖는 할머니의 옷을 억지로 벗기고 할머니를 질질 끌고……. 눈앞에 펼쳐진

---

3) 입욕 서비스 : 혼자서 목욕하는 것이 곤란한 고령자의 입욕을 돕는 것. 헬퍼 메뉴얼에는 입욕 서비스의 항목이 있는데 옷을 벗기는 방법이나 물을 뿌리는 방법, 욕조에 들어가 있는 시간 등 자세하게 지시하고 있다. 목욕의 목적에는 이용자의 기분 전환, 스트레스 해소, 스텝과의 소통 강화를 위한 것이 강조되고 있다. 그러나 실제로 그대로 실행되고 있는지 의문이다.

기계 목욕[4]의 실태를 보고 할 말을 잃었습니다.

나가 지금 자기가 목욕을 하러 들어간다는 사실을 모르는 할머니에게 이 상황은 아주 무서운 일일 것입니다. 인지중이라고는 하지만, 천천히 설명해 드린다면 할머니도 안심하실 것입니다. 목욕 후의 상쾌함은 인지중 환자도 동일하게 느끼는 감정인데 말입니다.

마루 맞아요. 더욱 악랄한 것은 목욕 담당자들이에요. 비닐 장화를 신고 앞치마를 하고 있었어요. 한쪽 손에는 호스를 들고 억지로 옷을 벗겨 놓은 할머니에게 그 호스로 할머니에게 뜨거운 물을 뿌리는 거예요.

나가 …….

마루 '무슨 생선가게에서 죽은 생선에 물을 뿌리고 있는가'라는 생각이 들었어요. 지금도 생각하면 화가 나서 손을 부들부들 떨어요.

나가 그 분노의 경험이 동기가 되어서 마루오 씨는 '만남의 장소'를 열게 된 거군요.

마루 맞아요. 이건 말도 안 돼, 뭔가 하지 않으면 안 돼! 지금 생각하면 비전보다 분노가 앞섰어요. 내가 할 수 있는 것이 없을까 하고요. 게다가 특양에 입소한 많은 고령자분이 이구동성으로 이렇게 말했어요. '죄송합니다. 너무 오래 산 것 같습니다. 더 이상 살고 싶지 않습니다.' 라고요. 그런 생각을 하게 만드는 이 사회가 이상하다고 생각하지 않으세요?

나가 네, 이상하고 말고요. 의료 기술이 발전해 왔고 일본이 장수 사

---

4) 기계 목욕 : 특수한 기계를 사용하여 움직이지 못하는 이용자를 들것에 눕힌 채 또는 휠체어에 앉힌 채 목욕시키는 것. 특별욕이라고도 한다. 인지증이 진행되고 있는 이용자에게는 기분 전환은커녕 공포를 느끼는 사람이 많아 문제가 되고 있다. 그러나 이용자 수가 많은 시설일수록 기계목욕을 선택할 수밖에 없는 것이 현 실정이다.

회가 되었다고는 하지만 장수=행복이라는 수식은 이제 옛말이 되고 말았습니다.

> 마을에서 고령자가 사라진 이유……
> 개호보험 제도가 도입되었기 때문이라고?

마루 한 가지 더, 제가 '만남의 장소 사쿠라짱'을 만들게 된 계기가 된 것은 일본에 개호보험 제도⁵⁾가 생겼기 때문이에요.

나가 개호보험 제도는 2000년 4월부터 실시되었으니까…… 마루오 씨는 그때 한창 아버지 간병 중이었겠네요.

마루 맞아요. 간병을 시작하고 3년이 되던 해였어요. 나가오 씨는 개호보험 제도가 생기고 나서 의료에 있어서 무엇이 달라졌다고 생각하세요?

나가 그것은 너무나 간단한 이야기입니다. 지금까지 가족들이 해 온 '간병'이 '비즈니스'가 된 것이라고 할 수 있지요.

마루 맞는 말씀이에요. 간병이 돈이 되었어요.

나가 지금까지 선의로 해 왔지만 비즈니스가 되어 간병이 이분화되었습니다. 지금 여론에서는 '포멀 서비스', '인포멀 서비스'라는 용어도

---

5) 개호보험 제도 : 2000년 개호보험 제도 실시 때는 개호 급여액이 약 4조 엔이었지만, 2014년도는 10조 엔대로 증가할 것으로 예상되었으며, 이른바 베이비붐 세대가 65세를 맞이하는 2015년을 향해 개호보험 제도가 개정되었다. 주요 개정안은 다음과 같다(2014년 1월 기준) *연금 수입이 연간 280만 엔 이상의 고소득자는 자기 부담의 비율이 10%에서 20%로 상승. *특별요양노인홈의 입소자가 '요개호 3' 이상으로 한정된다(특례 있음). *'요지원'대상자를 위한 방문 개호, 주간 보호 서비스를 국가에서 시/군/도의 사업으로 이관. 즉, 개호 서비스에 지역차가 크게 생길 것이 예상된다.

사용하고 있습니다.

마루 그런 외래어 표현, 저는 잘 모르겠어요.

나가 포멀 서비스라는 것은 제도에 입각한 서비스이고, 인포멀은 그 반대로 개호보험 제도로부터 돈을 받지 않고 제공되는 서비스를 말합니다. 행정에서는 개호를 '서비스'라고도 부릅니다. 하지만 지금은 '비공식 서비스'라고 불리는 쪽이 본래의 모습을 나타내고 있다는 생각이 듭니다. 원래 예전에는 '비공식 서비스'밖에 없었습니다. 그런데 어느 날 갑자기 '비공식'이라고 부르기 시작하니 위화감만 조성할 뿐입니다.

마루 그렇게 구별해서 공식 서비스다 뭐다 하는 것부터가 웃기는 일이에요.

나가 하지만 개호보험 제도가 시행되면서 개호 세계는 완전히 이분화되어 버렸습니다. 돈을 벌기 위한 수단으로서의 개호와 개호보험 제도를 이용하는 본인을 위한 것으로요. 이렇게 이분화된 개호 세계를 잘 이해하고 있는 개호 업계 종사자들이 많다면 다행이지만, 그렇지 않은 사람들이 훨씬 많다는 것이 제가 느끼고 있는 현실입니다.

마루 그렇지 않은 사람들이란 구체적으로 어떤 사람들을 말씀하시는 거죠?

나가 영리기업의 사람들을 말합니다. 매출을 1엔이라도 많이 올리는 것이 기업의 사명이니까요. 거기에다가 개호보험 제도로 국가가 지원해 주는 세금이 대거 투입되니까, 이윤을 올리기 위해 꼼수를 쓰는 겁니다. 예를 들면 요개호 5[6]의 사람들을 있는 대로 모아 놓고 노인 아파트에 넣을 수 있을 만큼 넣는 거지요.

---

6) 요개호 5 : 개호보험은 원칙적으로 비용의 10%를 부담하고 개호 서비스를 이용할 수 있다. 이용한도액(월액)은 요개호 5의 경우, 35만 8,300엔이다. 초과분은 전액 자기 부담이다.

마루 마치 양계장을 방불케 하네요. 같은 면적에서 이왕이면 많은 닭을 키우는 게 많은 달걀을 수확할 수 있으니 돈이 되는 것처럼요.

나가 생선가게 다음으로 이젠 양계장인가요? 마루오 씨, 비유가 너무 과격하군요.

마루 아니요. 오히려 닭은 자기가 먹고 싶을 때 먹기라도 하죠. 시설에서는 밥조차도 정해진 시간에, 다른 사람에 의해 숟가락으로 억지로 먹여지는 생활을 강요당하니까요.

나가 방금도 이야기했지만, 비즈니스이기 때문에 효율을 중시합니다. 가장 손이 많이 가는 요개호 5는 한 달에 35만 엔 정도의 개호보험급여가 국가에서 세금으로 지급되니까요.

마루 맞아요. 그럼 한 방에 5명을 채워 넣으면 175만 엔이네요. 10명 채워 두면 350만 엔이고요. 비즈니스라면 당연히 꽉꽉 채워 넣겠죠.

나가 이렇게 얄팍하고 조잡한 비즈니스가 또 있을까요?

마루 꼭 이런 비즈니스 때문이라고 할 수는 없지만, 동네에 나이 드신 노인들이 많이 사라졌다고 느끼지 않아요? 초고령화 사회임이 분명한데 백화점에서도 레스토랑에서도 노인은 별로 안 보이는 것 같아요.

나가 75세 이상의 많은 후기 고령자는 병원 아니면 시설에 있으니까요.

마루 옛날이라면 치매가 들었어도 툇마루에 앉아서 고양이를 돌보거나 손주들 상대라도 했을 텐데, 개호보험 비즈니스 때문에 점점 동네에서 사라지게 된 거예요.

나가 말 나온 김에 한 마디 더 붙이자면 어린아이들도 집에 돌아오면 돌봐 줄 어른이 없으니까 부모가 일을 마치고 집에 돌아올 때까지 시설에 맡겨지고 있고요.

마루 정말 이해가 안 가요. 그게 무슨 좋은 교육이 된다고. 결국, 노인을 시설로 내몰면 가정환경의 전체가 무너지고 말아요. 그리고 일본까지 무너지는 거죠

나가 옳은 말씀입니다. 그런데 이런 비즈니스와 달리 마루오 씨의 '만남의 장소 사쿠라짱'은 요금을 어떻게 설정하고 계십니까?

마루 저희는 NPO 법인이에요. 이용료는 1회에 500엔이고 점심도 500엔이에요.

나가 그렇게 많은 반찬이 나오고 막 지은 밥도 마음껏 먹을 수 있는데 500엔이라니 정말 싸군요. 마루오 씨는 비즈니스적인 센스가 정말 제로입니다. 애시당초 '만남의 장소'를 만들려고 했을 때 자금은 있었습니까?

마루 모두 빚이에요.

나가 정말입니까?

마루 여기저기 닥치는 대로 돈을 빌렸어요. 저 지금도 다중 채무자에다가 빚투성이에요.

나가 아하하하, 그래서 마루오 씨 이름이 다중자多重子로군요. 역시 이름을 지어주신 부모님의 선견지명이 대단하십니다.

마루 쓸데없는 선견지명이라서 죄송하네요.

나가 무슨 말씀을요. 아닙니다. 마루오 씨는 비즈니스하고는 거리가 먼 세계에서 개호자들의 쉼터와 간병을 받고 있는 사람들에게도 시설보다 몇 배는 맛있는 밥을 먹을 수 있는 '만남의 장소'를 존속시키고 있

지 않습니까. 개호보험 제도로는 도울 수 없는 부분을 돕고 있습니다. 도저히 보통 사람이 할 수 없는 선행에 고개가 숙여집니다.

마루 돈을 벌기 위한 것이 아니기 때문에 저는 하고 싶은 말은 할 수 있어요. 나가오 씨도 이 부분에 있어서는 저와 같지 않나요?

나가 네, 맞습니다. '나가오 선생, 재택 의료로 돈 좀 벌지 않나?'라는 질문을 가끔 동료에게 들으면 실망하지 않을 수 없습니다. 저를 그런 눈으로 보고 있는 건가 하고요. 24시간 체제로 전화가 울리면 몇 시든 간에 대응하고 있기 때문에 그 수입으로 여유 있는 경영을 할 수 있는 것이 사실이기는 합니다. 하지만 원래 의료라는 것이 모두 비영리니까 이 점이 간병하고 다릅니다. 이익이 생겨도 주주도 배당도 없습니다. 그러나 적자가 되면 부도가 나기 때문에 반드시 흑자 경영을 하지 않으면 존속할 수 없습니다. 이익은 설비투자를 하던가 최종적으로 지방자치제에 흡수되는 구조로 되어 있는 것이 의료라는 세계지요. 의외일지 몰라도 원래 이익이 생겨도 분배할 수 없는 구조로 되어 있습니다.

마루 그래서 나가오 씨도 할 말은 하는군요.

나가 그렇습니다. 악한 사람은 입을 다무는 세상, 아니면 익명으로 밖에 말하지 않지요. ······이야기가 잠시 딴 곳으로 흘렀군요. 즉, 2000년 이후 개호보험 아래에 있는 서비스와 비공식 노인보호소[7]와 같은 장소가 완전히 분리되어 버렸어요. 제도에 따르고 있는 것이 공식이고, 마루오 씨와 같은 곳은 비공식인 거지요.

마루 행정기관 입장에서 보면 비공식적인 제가 잘못된 걸로 보이겠군요.

---
7) 비공식 노인보호소 : 살던 지역 안에 기존의 틀에 박히지 않은 소규모로 노인을 맡는 장소. 비공식 서비스이기 때문에 명확한 정의는 없다.

나가 실제는 반대인데 말이죠. 마루오 씨가 하는 일들이야말로 진정한 복지의 왕도라고 할 수 있는데 말입니다. 그런데 유감스럽게도 그러한 개호보험의 구조에 대해 알고 있는 시민은 거의 없다고 볼 수 있습니다.

마루 많은 것이 그렇게 되어 가고 있어요. 이건 개호의 문제만이 아니에요. 일본인에게는 철저히 개인주의라는 개념의 토대가 없으니까요.

나가 맞아요. 그래서 리빙 윌[8]불치병의 환자가 죽음을 어떻게 맞이할 것인가에 대한 생전의 유서이라는 개념도 침투되어 있지 않아요.

마루 잘 모르는 것, 눈을 돌리고 싶은 현실을 일단 누군가에게 맡겨놓고 싶은, 스스로는 생각하고 싶지 않은, 말하자면 '일본인의 방임주의적 체질'이 개호보험을 오히려 조장했다는 생각이 들어요.

나가 개호보험 자체가 나쁜 것은 아닙니다. 저는 그런 말을 하고 싶은 게 아닙니다. 개호보험은 원래 간병을 사회화하려는 발상에서 생겨난 것이니까요.

마루 알아요. 개호의 사회화라는 것은 중요한 사고방식이에요. 하지만 언젠가부터 그 생각이 개호보험을 사용해서 개호라는 것을 시설이나 기업에서 '맡는' 것이 사회화라는 발상이 되어 버렸어요.

나가 본래 지역에서 노인을 돌보기 위해서 개호보험 제도가 생긴 것인데 실질적으로는 시설에 맡기는 것이 가속화 되었습니다. 이것은 굉장히 큰 모순입니다. 그렇지만 이 모순을 깨닫고 맞서 싸우려는 사람도 있습니다.

마루 그러한 모순을 깨달은 사람이 좋은 개호 방법을 전국에 퍼트릴

---

8) 리빙 윌(living will)이라는 개념 : 91 페이지 참조

수 있는 가능성은 아직 남아 있다고 생각하는데요.

나가 그런 사람들과 재택 의사가 손을 잡으면 좋은 간병을 할 수 있습니다. 거기에 의료자, 개호자로서의 기쁨과 보람이 있는 것입니다.

마루 보람을 얻는 것이 중요해요. 간병하는 보람이 생겼다고 '만남의 장소 사쿠라짱'에 와 준 간병인들이 말해 주는 것이 저에게도 보람입니다. 하지만 고독 속에서 간병을 하고 있자면 그러한 마음의 여유가 생기지 않아요.

나가 그건 공식 서비스로는 좀처럼 어려운 것이라고 생각됩니다. 개호자의 치유는 비공식 서비스이기에 할 수 있습니다. '만남의 장소'에는 언제 찾아가도 기쁨과 맛있는 음식이 넘칩니다. 그게 너무 좋습니다.

마루 빚도 넘쳐나지만요(웃음).

Chapter 03

치매 든 할아버지가 날뛰는 데는 이유가 있다!

할매할배, 요양원 잘못가면 치매가 더 심해져요

Chapter 03

치매 든 할아버지가 날뛰는 데는 이유가 있다!

> 간병을 돈으로 바꾸지 않는다면······ 거기에는 기쁨이 남는다

나가 앞 장에서는 개호보험 제도의 도입으로 인해 '개호'가 '비즈니스'로 되어 버린 이야기를 했습니다. 더 심하게 표현하자면 '개호'가 '비즈니스'가 되고 '수용소'화된 것입니다. 개인적으로 개호보험이 도입되기 전부터 이렇게 될 것이라는 걸 알고 있었습니다. '비즈니스'라는 이유로 뭐든지 효율주의가 되어 버리는 것이지요. 한 명이라도 더 많이 채워 넣는 시설이 수익이 높은 것은 당연하니까요.

마루 하지만 그렇게 될 줄 알았던 사람도 많았겠지요. 핵가족화, 맞벌이 사회, 고령화와 함께 가족만으로 간병을 하는 것에 한계가 왔습니다. 개호보험 제도는 어떤 의미에서는 국민이라면 누구나 기다리고 기다리던 제도이기도 했습니다. 제도 자체가 100% 나쁘다는 것이 아닙니다. 그 활용 방법에 문제가 있는 거죠.

나가 가족과 상의해 볼 생각은 거의 하지 않고 '할머니가 치매 들었으니 시설에 보내지 않으면 안 돼.'라면서 노인은 치매 들면 금방 시설에 보내집니다. 이것을 당연하게 여기는 사람들이 늘어나 버린 현실이 슬픕니다.

마루 그러니까 저는 '잠깐 기다려요! 일단 가족끼리 간병해 보는 선택도 있어요. 결코, 당신은 고독하지 않을 거예요. 당신을 지지해 줄 지역도 있고요, 찾아보면 이런 방법들도 있어요.'라고 계속 말해 주고 싶어요. '만남의 장소 사쿠라짱'만이 아니에요. 개호 비즈니스와 본질이 다른 독특한 사람들이 전국 각지에 있어요. '만남의 장소'의 활동도 퍼지고 있어요. 가족들이 이런 장소를 적극적으로 찾아봤으면 해요.

나가 전국 각지에서 찾아보면 '개호의 비즈니스화'에서 벗어나 좋은 개호가 있습니다. 각지에서 꽤 강한 세력도 가지고 있습니다. 정말 좋은 간병을 하고 있다니까요.

마루 남은 것들을 모아 섞으면 복잡한 맛이 돼요. 찌개든 된장국이든 맛있어져요.

나가 그들은 간병하는 기쁨을 알고 있는 겁니다. 간병도 의료도 온 힘과 마음을 다해서 타인의 생사에 관여하는 사람에게는 다른 직업에서는 느낄 수 없는 기쁨과 보람이 동반된다고 생각합니다. 최근에 인터뷰를 하면서 '재택 의사로서 매일 돌보면서 슬프거나 괴로운 적은 없습니까? 왜 이렇게 힘든 일을 직업으로 선택하게 되셨습니까?'라는 질문을 듣습니다. 그거야 매일 힘들고, 슬프고, 괴로운 일도 있습니다. 하지만 그런 것들을 초월하는 기쁨을 이 직업은 가지고 있습니다.

'간병의 비즈니스화'에 휩쓸리지 않고 좋은 간병을 하고 있는 사람들이 가지는 기쁨과도 같다고 할까요.

마루 나가오 씨, 지금 정말 좋은 이야기를 해 주셨군요. 개호에는 확실히 기쁨이 있습니다.

나가 그런데도 불구하고, 인지증 개호라고 하면 질척하고 어두운 이미지만 남아 있는 게 아닌가 싶습니다. 실제로는 그렇지 않은데 말이지요. 치매가 들면 참 순진해지는 것 같습니다. 거짓말이나 허세로 사람을 속이지 않게 되지요. 갓 태어난 아이의 마음처럼 인간의 본질을 보여줍니다. 그러니까 '개호란 무엇인가?'를 생각한다는 것은 실은 '인간이란 무엇인가?'를 생각하는 것과 같습니다. '배우는 기쁨'이 있으면 '그 사람의 본질을 알게 되는 기쁨'도 있습니다. '아, 우리 어머니가 이런 사람이었구나, 이런 인생 스토리를 가지고 있었구나'라고요. 개호의 시간은 가족에 대해서 다시 한번 생각해 볼 수 있는 시간이기도 하다고 생각합니다.

마루 우리 사회는 개호도 인지증이라는 단어도 마이너스적인 이미지를 가지고 있잖아요? 괴롭고, 어둡고, 더럽고, 앞이 보이지 않는다고요. 어르신을 모두 그런 마이너스적인 이미지만으로 보고 있으니까 '할머니가 치매 들었으니 빨리 요양시설을 찾아보자!'라는 식으로 되어버리는 게 아닐까요?

'만남의 장소 사쿠라짱'의 전설, 지팡이 휘두르는 할아버지

나가 '만남의 장소 사쿠라짱'에서는 이런 개호의 기쁨을 느낄 수 있는 거지요? 예를 들면, 한 달에 두 번 '만남의 장소'에 오시는 지팡이 휘두르는 할아버지요.

마루 아아! 어제도 밥을 세 그릇이나 드시고 가셨어요. 계속 맛있다고 해주시면서요. 며느리가 지팡이 할아버지를 매일 '만남의 장소'에 데리고 오세요.

나가 지팡이 할아버지는 아마 제가 마루오 씨에게 소개했지요?

마루 맞아요. 나가오 씨가 어떤 요양시설에서 발견해서 데리고 오셨지요.

나가 저는 재택 의사라고는 하지만 재택뿐만 아니라, 노인시설에서도 왕진을 부탁받고 있습니다. 어느 한 요양시설에서 지팡이 할아버지의 진료를 부탁받았어요. 시설이라고 해도 여러 종류가 있긴 하지만요. 특별양호노인홈(특양), 노인보건시설[1], 그리고 유료 노인시설[2] 등등…….

마루 유료 노인시설에는 두 종류가 있지요. 말 그대로의 '유료' 서비스를 하는 노인시설하고 '우수'한 서비스를 제공하는 노인시설이요.

---

1) 노인보건시설 : 요개호자를 대상으로 한 개호노인 보건시설이다. 공공기관에서 운영하고 있다(즉, 개호보험의 대상이 됨). 시설에서 재택으로 복귀하는 것을 전제로 개호나 재활훈련을 한다. 특양의 입소대기자가 이용하는 경우도 많다. 월 비용은 7만 엔에서 20만 엔 정도이다.
2) 유료 노인시설 : 특양이나 노인보건시설과 같은 공공시설이 아닌 민간기업이 운영하는 고령자를 위한 거주 시설. 식사 제공이나 목욕, 배설처리, 청소와 세탁, 건강관리 등의 서비스를 유료로 제공한다. '개호사 제공', '주택 서비스', '건강관리형 서비스' 등의 종류가 있다. 인지증인 사람이 입소하려면 기본적으로 개호사(전문 간병인)가 제공되는 유료 노인시설에서는 수백만 엔에서 수천만 엔의 일시금이 필요하다.

'유료'는 많이 있어도, '우수'는 거의 없지만요.

나가 하지만 지팡이 휘두르는 할아버지가 입소해 있던 곳은 꽤 우수한 서비스를 제공하는 요양시설이었던 것 같습니다.

마루 어머? 그래요!?

나가 그 시설에서 일하는 직원이 저에게 상담을 부탁한 적이 있습니다. "좀 케어하기 어려운 할아버지가 계신데 어떻게 하면 좋을까요? 언제나 지팡이를 휘두르면서 날뛰시는 것입니다. 너무 위험해서 제가 할아버지한테 가까이 다가갈 수가 없어요."라고 말입니다.

마루 그랬군요. 가만히 있지 못하는 할아버지를 약으로 얌전하게 만들지 않고 먼저 나가오 씨에게 상담을 했다면, '우수' 노인시설이라고 할 수 있겠네요.

나가 제가 진료를 가보니까 정말로 지팡이를 휘두르고 소리를 지르면서 뛰어다니고 계셨습니다. 할아버지 주변에는 사람이 없습니다. 일부러 할아버지를 격리시켰던 것은 아니지만요. 할아버지가 언제 또 날뛸지 모르기 때문에 무서워서 사람들이 근처에 가지 못하는 것입니다. 방문도 닫혀 있고 직원들의 출입도 잦지 않아 보였습니다. 직원도 무서우니까 할아버지 방 안에 들어가지 않는 것 같았습니다.

마루 개인실로 만들어진 시설이었다는 말씀이시군요. 방에 갇혀 있는 할아버지가 방 안에서 혼자 무슨 생각을 하고 있었는지 아무도 알려고 하지 않았던 게 아닐까요.

나가 최근 지어진 노인시설은 개인실이나 원룸 타입이 많습니다. 한밤중에 소란을 피우면 곤란해지니까 밖으로 못 나오게 열쇠로 잠궈 놓는 곳도 있는 것 같습니다.

마루 정말 어처구니없군요. 비싼 돈을 지불하고 노인시설에 들어왔는데, 원룸에 혼자 가둬 놓고 문까지 잠가 버리다니…….

나가 직원은 저에게 "할아버지가 계속 저렇게 날뛰신다면 저희 시설에서는 더 이상 간병할 방법이 없습니다. 인지증의 증상이 심각한 분들만 들어가는 정신병원 계열의 시설3)로 옮길 예정입니다."라고 울먹이는듯한 표정으로 말했습니다.

마루 말도 안 돼요. 노인시설에 가두다 못해 부모를 산에 갖다 버리는 고려장이나 마찬가지예요.

할아버지가 지팡이를 휘두르는 데에는 이유가 있다

나가 시설 안에서도 인지증의 정도에 따라 단계별로 나눠서 시설을 만드는 곳도 많이 있습니다. 하지만 이러한 조치는 어느 정도 인정해줘야 할 부분입니다. 다른 입소자에게 피해를 주게 되면 큰 문제가 되기 때문입니다. 이른바 개호 소송 문제입니다.

마루 예를 들면, 지금까지 시설에 맡겨놓고 한 번도 찾아 온 적 없는 가족들이 나타나서 '지팡이 휘두르는 할아버지가 우리 할머니를 지팡

---

3) 정신병원 계열의 시설 : 시설에서 문제 행동을 보이면 정신병원의 폐쇄병동에 입원할 것을 권유받게 되는 것은 흔히 있는 일이다. 그중에는 감옥과 같은 개인실에 갇히는 경우도 있기 때문에, 시설에서 이러한 권유를 받을 경우에는 정보를 찾아보거나 직접 견학을 해보거나 해서 정말로 그곳에 들어가는 것 외에 다른 방법이 없는지 확인해 보는 것이 보통이다. 이 시설은 일찍이 장기 입원을 필요로 하는 정신분열증 입원자 수가 의료 기술의 발전에 의해 격감했기 때문이며, 일본은 국제적으로 봤을 때 인구수당 정신과병동에 입원할 수 있는 병실이 압도적으로 많이 남아 있다는 배경도 있다.

이로 찔렀는데 어떻게 하실 거예요!'라고 난리를 치는 것일까요?

나가 그러니까 단체 생활을 하는데 있어서 위험 부담을 갖고 있는 사람은 격리 수용소와 같은 시설에 보내지는 겁니다. 그런데 제가 진료해 보니까 평범한 할아버지였습니다. 이런저런 이야기를 해보니 보통 사람들과 다름없이 말하고 대화도 가능했습니다. 그러니까 이 할아버지를 격리 수용소와 같은 시설에 보내는 것은 조금 이상하단 생각이 들어 가족분들에게 '만남의 장소 사쿠라짱'을 소개한 겁니다. 다행히도 가족들은 제 의견을 들어줬습니다.

마루 그래서 며느리가 할아버지를 데리고 온 거군요. 이웃으로 오셨다면 아무 위험할 것 없는 정정한 할아버지세요. 그저 옛날 기질이 강하고 완고하신 분이죠.

나가 사실 인지중 환자는 어린아이와 같이 순진해지기는 하지만, 동물적으로 변한다고 할 수 있습니다. 예를 들면 개는 의심스러운 사람을 보면 물려 하고 그렇지 않은 사람에게는 물려고 하지 않지요. 이러한 현상과 비슷한 부분이 있습니다.

마루 아무리 치매가 들었다고 해도 사람을 보고 있다는 건 변하지 않아요. 상대방이 자신에 대해서 어떤 감정으로 대하고 있는지 인지중이라고 해도 알 수 있어요. 자신이 바보 취급을 당하고 있는 것도 다 알고 있어요.[4]

나가 그리고 보니, 저도 마루오 씨도 그 할아버지가 지팡이를 휘두르

---

4) 인지중인 노인은 자신이 겪고 있는 현상에 대해 불안해 하며 매일 갈등한다. 그렇기 때문에 지금까지의 인간관계를 그대로 유지할 수 있게 해주는 것이 중요하다. 예를 들면, 자식이나 손주들이 자신이 치매가 들었다고 해서 버릇없이 말하거나 바보 취급을 하는 듯한 표정을 하는 것만으로도 상처를 받거나 갑자기 화를 내는 경우도 있다.

는 것을 한번도 본 적이 없군요. 그래서 지금도 며느리가 요양시설에서 '만남의 장소'로 데리고 오고 있고요. 요양시설에 등록은 되어 있지만, '만남의 장소'에 오게 되면서 마음이 편해지고 감정 조절도 할 수 있게 된 것 같습니다. 전보다 지팡이를 휘두르며 날뛰는 일도 확 줄었고요.

마루 처음에 나가오 씨한테 '좀 위험한 할아버지일지도 모릅니다.'라고 들었을 때 각오는 하고 있었지만, 직접 봤을 때 '어디가 위험하다는 거지?'라고 생각할 정도로 평온하셨어요. 식사를 챙겨 드리면 '고맙네, 고마워.'라고 하시곤 무엇이든지 맛있게 식사하시고 계시니까요. 항상 기분이 좋으세요. 실은 할아버지가 어째서 지팡이를 휘둘렀는지 그 이유를 알게 됐어요!

나가 이유가 있었단 말입니까?

마루 할아버지는 직장 생활을 했을때 노동조합 위원장이셨대요. 조합 활동원 중에서 아주 유명한 사람이었다고 하더라고요. 당시, 조합 활동 중에 맨 앞장에 서서 '이봐! 당장 사장 나와!'라고 깃발을 휘두르며 활동했다고 해요. 가끔 봉사활동을 하러 오는 아저씨가 현역 때의 지팡이 할아버지에 대해 알고 있어서 과거를 알게 됐죠. '아, 이분은 옛날, ○○회사에 다녔었는데 굉장히 유명한 위원장이었다.'라고요.

나가 그렇군요! 할아버지에게는 그 시절의 기억이 선명하게 남아 있던 거군요. 그러니까 노조의 깃발 대신에 지팡이를 휘두르고 계셨던 거군요!

마루 맞아요. 누군가에게 폭력을 휘두르려는 게 아니라 당시의 기억을 떠올리고 있는 거였어요.

나가 치매 든 할아버지, 할머니의 원인 모를 행동들도 모두 그들만의 이유가 있었던 거군요. 이유 없이 지팡이를 휘둘렀던 게 아니라 본인은 뭔가 의도가 있어서 하고 있었던 거군요.

마루 그러니까 할아버지에게는 지금 자신이 요양을 받고 있다는 믿기 힘든 현실과 옛날 회사의 부조리에 대한 감정이 겹쳐지지 않았을까요?

나가 결국, 혼자만의 파업이었던 것일까요. ……지팡이 할아버지의 경우와 같이 인지증 환자의 행동에는 모두 이유가 있다고 생각합니다. 그걸 모두 문제시하면서 폭력 행동이다, 문제 행동이라고 합니다. 의학에서는 인지증을 '중핵증상(中核症狀)'[5]과 '주변증상'[6]으로 나눠서 생각하자는 경향이 있지만, '주변증상'의 경우는 각각의 이유가 있다는 것입니다.

마루 그런 이야기를 해 주니까 그분의 며느리도 기뻐하는 것 같았어요. 간병하면서 가족의 개인적인 인생 이야기를 알아가는 것도 기쁨의 하나라고 생각해요.

---

5) 중핵증상 : 뇌의 위축이나 혈류 저하에 의하여 인지증 환자에게 공통적으로 나타나는 증상을 말한다. 새로운 것을 생각해낼 수 없거나 과거의 기억을 떠올릴 수 없게 되는 '기억장애', 생각하는데 시간이 걸리거나 두가지 이상의 것이 겹쳐져서 처리가 어렵게 되거나 우울증, 일상생활에서의 작은 변화에도 혼란스러워하는 '이해・판단력 장애', 지금 자신이 있는 장소나 날짜를 잊어버리게 되는 '예측불가능 장애' 등의 증상이 있다.
6) 주변증상 : 중핵증상에 비해, 사람에 따라서 증상이 나타나는 사람도 있고 나타나지 않는 사람도 있는 부차적인 증상을 말한다. 주변증상으로는 배회, 폭력, 간병인 저항, 환각, 망상, 마음의 답답함 등이 있다. 의학적으로는 부차적인 증상으로 여겨지고 있지만, 실제 본인을 가장 힘들게 하는 것은 주요 증상보다 주변 증상이라 할 수 있다.

치매가 들어도 자존심은 있다, 그 자존심을 건드리면 안 된다

나가 특히 남자는 인지증에 걸려서 치매가 들어도 머릿속에서는 계속 일을 하고 있습니다.[7]

마루 여자도 마찬가지예요. 옛날로 돌아가서 주방 일을 하거나 바느질을 해요.

나가 하지만 남자가 여자보다 자존심이 세지 않을까요? 지팡이 할아버지도 아직 마음만은 현역 시절 그대로인 것 같고요. 재택 의사를 하다 보면 그렇게 느껴질 때가 많습니다. 갓난아이처럼 혼자서 일어나지도 눕지도 못하는 할아버지에게 제가 '오늘 일이 너무 힘들었지요?'라고 말을 걸면 '아, 그래. 요즘에는 야근이 잦아서 너무 피곤해.'라고 대답해 줍니다. '그렇군요. 보너스는 받았어요?'라고 물으면, '아니, 요즘 불경기라 회사가 힘들어서 못 받았네.'라고 진지한 얼굴로 대답합니다. 모두 현역 시절에서 일하고 있는 겁니다. 그런 모습을 보면 저도 모르게 가슴이 뭉클할 때가 있어요.

마루 여자의 경우에는 결혼했을 때를 넘어 처녀 시절 때로 돌아가는 사람이 많아요. '할머니 남편분이요. 어떤 사람이었어요?'라고 질문하면 '뭐? 나 아직 시집 안 갔는데?'라고 하는 분들이 있어요. 결혼생활을 별로 생각하고 싶지 않은 것 같아요. 다행이에요. 저는 나이 들어서 생각하고 싶지 않은 것들이 결혼한 사람들보다 적게 끝날 것 같으니까요(웃음).

---

7) 특히, 고학력에 사회적 지위가 높은 직업에 종사한 사람일 경우, 늙어서 끝나 버린 자신의 현실을 받아들이지 못하고 시설 직원에게 어린아이 취급을 받으면 화를 내는 경우가 많다. 자존심을 상하게 하지 않도록 잘 대처하는 것이 중요하다. 의사, 교사, 부잣집 도련님이었던 사람들에게 이 경향이 두드러지게 나타난다고 한다.

나가 치매가 들면 남자와 여자는 자존심을 내세우는 표현 방법이 좀 다른 것 같습니다. 그것을 각각 파악해 이야기를 들어주는 게 중요합니다. 가족은 '할아버지, 바보 같은 소리 좀 그만 하세요! 정년퇴직하신 지가 언젠데요!'라던가 '할머니, 도대체 할머니가 몇 살인 줄 알고 그러세요!'라고 화를 내면 안 된다는 말입니다.

마루 이야기를 잘 들어주면 자존심을 상하게 할 일도 없겠죠. 그러면 마음도 다시 평안해질 것이고요.

나가 맞습니다. 이야기를 잘 들어주는 것만으로도 평안해질 수 있고 힘들어질 일도 없을 거라 생각합니다.

마루 그런데 나가오 씨가 치매가 들게 된다면 큰일이네요. 24시간 365일 '왕진을 하러 가야 돼' 하고 계속 배회하지 않을까요?

나가 하하하, 틀림없이 그렇게 될 것 같은데요? 명물 할아버지가 되겠습니다.

마루 지금도 충분히 아마가사키효고 현 남부의 공업도시의 명물인데요 뭘.

나가 그건 그래요. 배회도 왕진도 별로 다를 바 없군요.

Chapter 04

배회하는 노인을 목격했다고 해서 경찰에 신고하다니

할매할배, 요양원 잘못가면 치매가 더 심해져요

배회하는 노인을 목격했다고 해서
경찰에 신고하다니

'배회'는 단어가 낳은 오해

나가 마루오 씨, '배회'라는 단어의 뜻을 사전에서 찾아본 적이 있습니까?

마루 물론 있어요. 여러 사전을 찾아서 의미를 확인해 본 적 있어요.

나가 어떤 사전에는 이렇게 쓰여져 있어요. '목적도 없이 어슬렁어슬렁 걸어 다니는 것'.

마루 목적 없이……. 그건 좀 아닌 것 같아요. 목적은 있어요. 배회하는 사람들에게는 분명 이유가 있어요. 방금 이야기한 지팡이 할아버지가 지팡이를 휘두르는 이유가 있었던 것처럼요.

나가 그래요. 요양시설에 입소한 어르신이 거리에서 어슬렁어슬렁 걷고 있는 경우는 '여기는 내가 사는 곳이 아니야!', '출근해야 되는데'

하는 생각에 밖으로 나간 어르신들이 많지요. 옛날로 돌아가서[1] '빨리 집에 가야 되는데, 애들이 배고파서 기다리고 있을 텐데' 하는 생각에 집에 돌아가기 위해 문을 열려고 하거나 나가려고 하는 겁니다.

마루 '목적'이 있어서 뛰쳐나갔지만, 도중에 그 '목적'을 잊어버리는 거예요. 지금 이 순간을 그다음 순간에 잊어버리고 마는 것이 인지증이니까요.

나가 저 역시 그럴 때가 자주 있어요. 전화를 끊자마자 무슨 용건에 대해 이야기했었는지 잊어버려요. 하루에 걸려오는 전화가 한두 통이 아니니까요…….

마루 그래도 나가오 씨 병원의 직원은 그것에 대해 비난하지는 않지요? 어차피 원장 선생님은 지금 걸려온 전화 용건에 대해서 잊어버리셨을 거야 하고 반은 포기하고 있을 거예요. 많은 요양시설에서는 할아버지나 할머니가 그렇게 깜박하고 잊는 것을 이해해 주지 않아요. '드디어 배회하기 시작하셨군. 이제는 낮에도 문을 잠궈 못 나가게 해야겠네!'라는 생각을 하게 되는 거죠.

나가 다른 사람이 보면 '문제 행동'으로 보일지 몰라도 정작 본인은 '목적이 있는 행동'인데 말이지요. 이런 현상은 우리한테도 얼마든지 있습니다. 저 같은 경우에도 다른 사람이 보면 '저 아저씨 괜찮나? 치매든 거 아니야?'라고 생각하는 사람이 있을지도 모르죠. 밤늦게까지 책을 읽거나 모처럼의 휴일도 마다하고 강연을 나가는 것도 다른 사람이

---

1) 남자의 경우는 '출근해야 되는데……', 여자의 경우는 '예전의 집으로 돌아가야 하는데……'라는 패턴에서 밖으로 나가려고 하는 경우가 많다. 이런 행동을 막으려고 하지만 말고 되도록 이야기를 잘 들어주고 같이 걸어 주는 것이 중요하다. 처음부터 부정하는 것보다 환자 본인의 감정을 공감해 주면 것이 배회가 줄어드는 경우가 많다.

봤을 때 '문제 행동'으로 보일지 모릅니다.

마루 아마가사키와 도쿄를 하루에 두 번 왕복하거나 같은 날에 혼슈하고 규슈에서 강연을 하는 것은 확실히 문제 행동이 틀림없네요.

나가 그 사이에 부지런히 왕진도 하고요. 하지만 저한테 있어서 이것들은 문제 행동이 아니라 목적이 있는 행동입니다. 모두 의미가 있는 행동이라고 생각하기 때문에 하고 있는 것이지요. 그리고 이때 뇌에서 일어나는 현상들은 배회하는 어르신들과 근본적으로 같다고 저는 말하고 싶습니다.

마루 그건 그래요. 다른 사람에 대해서 '저 사람, 좀 이상한 거 같아!'라고 아무 생각 없이 말하는 사람들이 있죠. 그 사람들에게 물어보고 싶어요. '그럼, 당신은 누가 봐도 보통 사람인가요?'라고요. 그렇게 생각하면 역시 할아버지, 할머니의 '목적 있는 행동'을 '배회'라고 부르는 것 자체에 문제가 있어요. 뭔가 새로운 단어를 생각하는 것이 좋을 것 같아요. 하다못해 '미아'라던가 그런 단어를 사용했으면 좋겠어요.

인지증의 진행을 늦추기 위한 약이 배회하게 만들 수도 있다!

나가 젊은 사람들과 이야기를 하다 보면 자기가 만약 인지증에 걸리게 된다면 거리를 배회하게 되는 것이 제일 참을 수 없을 것 같다고 생각하는 사람들이 꽤 있습니다.

마루 왜요? 배회하는 자신에 대해서 어째서 그렇게까지 공포를 느끼는 건지 이해할 수 없네요.

나가 그리고 약의 부작용에 의해 배회하는 경우도 있습니다.

마루 정말 그런 거 같아요. 알츠하이머형의 인지증[2]을 늦추기 위한 약이나 아리셉트Aricept[3]같은 약 때문에요.

나가 요즘은 그 외에도 3종류의 약[4]이 더 있습니다. 환자에 따라 2종류를 같이 복용하는 경우도 있습니다. 저는 그런 처방을 하지 않습니다만. 그 외에 안정제나 수면제, 부작용 억제약 등…… 시설에 따라서는 20종류 이상의 약을 먹게 하는 곳도 있습니다.

마루 인지증약이나 수면제를 병용해서 상태가 좋아진 사람을 본 적이 없어요!

나가 약 그 자체가 나쁘다기보다 의사가 처방하는 것에 문제가 있다고 생각합니다. 의사는 알츠하이머형 인지증이라고 진단하면 조건반사적으로 그러한 약을 처방하고 싶어 합니다. 환자 개개인의 증상에 별로 의미를 두려고 하지 않는 것입니다. 알츠하이머형 인지증은 뇌 안에 아세틸콜린이라는 신경전달물질이 감소하는 것으로 알려져 있습니다. 아리셉트 등의 항인지증 약은 아세틸콜린의 농도를 높이는 작용이 있습

---

2) 알츠하이머형의 인지증 : 뇌 안에 이상(異常)한 단백질(아미로이드β)이 축적되어, 신경세포의 성질이 변해 뇌가 위축되어 가는 질환이다. 심한 건망증이나 시간, 장소의 예측 불가능 장애가 있다. 인지증의 60%는 알츠하이머형, 뇌출혈성이 20%, 루이소체 치매(Dementia with Lewy Bodies)와 그 외의 요인에 의한 인지증이 10%라고 여겨지고 있다.
3) 아리셉트 : 일반적인 명칭은 '도네페질염산염'이다. 인지증의 주요 증상에 작용하는 약의 하나. 화를 자주 냄, 짜증나고 답답함, 불면, 배회 등의 부작용이 있다.
4) 그 외 3종류의 약 : 레미닐(일반명 : 갈란타민Galantamine), 이크세론 패치, 리바스타치(일반명 : 리바스치구민. 붙이는 약)는 아리셉트와 같은 작용 매커니즘을 갖고 있기 때문에 병용할 수 없다. 또 다른 약으로는 메아리(일반명 : 메만틴염산염)가 있는데, 이 약은 작용 매커니즘이 다소 상이하기 때문에 병용이 허가되고 있다. 이러한 항인지증 약은 근본 치료약이 아닌 진행을 늦추거나 주변증상을 억제하기 위해 사용되고 있다. 또한, 배회 등의 증상이 심각해질 경우, 간병의 부담을 줄이기 위해 항진정제가 처방되는 경우도 있다.

니다. 그 부작용으로서 구토, 불면, 불안, 초조함, 배회 등의 증상이 보고되고 있습니다.

마루 하지만 의사가 약을 처방할 때 약이 환자를 흥분하게 만들 가능성이 있다고 환자 본인이나 가족들에게 제대로 설명해 주지 않습니다.

나가 말하지 않는 의사도 많이 있을 겁니다. 애초에 그런 부작용에 대해 잘 모르는 의사도 있는 것 같고요. 부작용 중에 하나인 초조함이 때에 따라 과해져서 과격해지는 경우도 있습니다.

마루 저는 이 약이 처방된 다음 날부터 밤중에 배회하기 시작한 할머니, 할아버지를 많이 알고 있어요.

나가 ……약을 끊자마자 배회가 줄어들었다는 사람도 많이 있습니다. 병을 진단하고도 사람은 치료하지 않고 있다는 의료의 상징이지요. 약을 처방받고부터 배회하는 증상이 시작됐다면 일단 그 약의 처방을 중단시키고 상태를 지켜보자고 조언을 하는 게 의사로서 당연한 일인데 말입니다.

마루 그런 의사는 좀처럼 찾아볼 수가 없어요! 나가오 씨 같은 경우는 소수파에 속하지만요. 자기가 처방한 약 때문에 배회하기 시작했다고 해도 의사들은 보통 인정하지 않아요. 오히려 거기에다가 수면제를 늘려서 무리하게 밤중에 재우려고 해서 결국에는 멀쩡한 사람들이 혼자서 일어나지도 눕지도 못하게 되어 버리는…….

'이 약을 먹고 이렇게 됐다.'라고 변화를 느낀 환자 본인이 말할 수 없기 때문에 의사에게 대신 전하는 것이 가족의 역할이라고 생각해요.

나가 치매 든 할머니, 할아버지가 혼자서 일어나지도 눕지도 못하게 되는 경로를 밟게 되는 것은 결코 요양시설만의 문제가 아닙니다. 의료인에게도 큰 책임이 있습니다. 특히 인지증을 전문적으로 보는 의사나 정신과 전문의가 더 약 처방만으로 인지증을 치료하려는 경향이 있는 것 같습니다. 유감스럽게도 말입니다.

마루 그건 나가오 씨가 전에 말씀하신 암 진료 연계 거점 병원[5]이 암이나 질병만을 진료하고 한 사람의 인간으로서 환자를 진료하지 않기 때문에 죽기 직전까지 항암제를 맞는다는 이야기하고 같은 이야기네요.

나가 맞습니다. 그러한 경고는 《항암제를 끊을 10번의 기회》[6]라는 책에도 자세하게 써 놓았습니다. 비판받을 각오를 하고요. 항암제보다도 어떤 의미에서는 인지증 약 처방이 더욱 비난받을 부분이라고 생각합니다. 그렇게 생각하는 이유는 인지증의 경우 환자 자신의 의지로 휴약[7]할 수 없기 때문입니다. '이 약을 먹고 나서부터 이상해졌다.'라고 자각할 수 있는 건 아직 증상이 심각하지 않은 환자만 해당되는 이야기입니다.

마루 맞아요. 나가오 씨는 환자와 그 가족을 위해서 실태를 책으로 쓴 것뿐이고요. 그런데 그것이 그렇게 비난받을 일인가요?

나가 이미 꽤 많은 비난을 받고 있어서 샌드백이 된 상태입니다(웃음). 하지만 이러한 사실을 계속 말하지 않으면 안 된다고 생각합니다. 한 지역의 의사로서 암도 인지증도 같은 문제를 안고 있다는 사실에 대해 알려야 할 사명이 저에게는 있습니다. 구조적으로는 암 치료도 인지증 치

---

5) 연계 거점 병원 : 전국 어디에나 질 높은 암 치료를 받을 수 있도록 정비된 병원. 후생노동성이 지정.
6) 《항암제를 끊을 10번의 기회》: 항암제를 사용할지 안 할지, 치료 효과가 있는지 없는지와 같은 이원론적 사고가 아닌 항암제에 대해서 '그만둘 때'가 있다는 것을 지적한 책이다. 2013년 발행.
7) 휴약 : 복용, 투여를 그만두는 것

료도 완전히 같은 미로를 헤매고 있는 것이 현재 의료 실태입니다. 전문의를 신뢰하는 경향이 심하게 편중되고 있는 요즘 세상에서 이러한 문제가 생기는 것이 어떤 의미에서는 필연적이라고 할 수 있습니다. 그럼에도 불구하고 이 나라는 모든 질병에 대해서 전문의, 전문과를 늘리는 것이 좋은 방법이라고 생각하고 있지요.

마루 잘못됐어요. 정말! 전부 잘못된 방향으로 가려고 하고 있어요.

10년 전만 해도 자유롭게 동네를 배회하게 했다?

나가 전에 어떤 간호사하고 이야기한 적 있는데, 이런 말을 했습니다. "20년 전쯤 제가 어렸을 때, 매일같이 동네 방송 스피커에서 '3번지 사는 ○○네 집 할머니가 없어졌습니다. 찾아주시기 바랍니다. 핑크색 스웨터를 입고 있습니다. 찾으신 분은 동네 회관으로 전화 주시기 바랍니다.'라는 안내 방송이 흘러나왔었죠. 그리고 찾게 되면 '아까 방송한 핑크색 스웨터를 입으신 할머니를 찾았습니다. 감사합니다.'라는 방송도 나왔어요. 그러면 동네 사람들은 잘 됐다고 안심하죠. 저희 할머니도 치매가 든 후에는 몇십 번이고 동네 방송을 해주어서 항상 누가 데려와 주시곤 했어요. 그때는 누구도 배회 노인이라는 단어를 사용하지 않았었죠." 라고요. '아아, 그러고 보니 옛날에는 그랬었지!'라고 생각했습니다.

마루 맞아요. 동네 전체에서 넓은 마음으로 치매 든 할머니, 할아버지를 받아줬었죠. 그 좋았던 문화도 어쩌면 개호보험 제도가 빼앗아 가 버린 것 중의 하나일지도 모르겠네요. 예전의 '노망'이라는 명칭이 '치매'로 바뀌고, 치매라는 단어에 차별적인 요소가 있다면서 지금의 '인지증'[8]이라는 명칭이 생겨나게 됐지만, 이 명칭 때문에 더욱 환자 취급을 받게 되어 버렸어요.

나가 이러한 의미를 가진 단어가 알려지면 사회 인식이 나쁜 쪽으로 흘러가는 일이 종종 있곤 하지요. 예를 들면, 단순히 짝사랑하는 사람을 쫓아다니거나 그 사람이 보이는 장소에 있는 것만으로 지금은 '위험한 스토커'라고 불리게 됐지요. 옛날이었다면 그저 절절한 짝사랑으로 끝났을 이야기를요.

마루 그거, 지금 본인 이야기하시는 거죠.

나가 하하하. '배회'라는 단어도 마찬가지입니다. '우리 할머니, 또 어딘가 나가셨다.'라고 말하는 것하고 '우리 할머니, 배회하는 게 심해졌어.'라고 이웃에게 말하는 것이 확실히 후자가 환자 취급을 하고 있다는 느낌이 들지 않습니까?

마루 바로 112에 전화해 버리는 가족도 있어요. 제 주위도 그래요. "우리 아파트 근처에서 배회하는 노인이 있으니 빨리 와 주세요."라고 112에 전화하는 거죠. 경찰에 신고할 만한 일도 아닌데 말이에요.

나가 가족으로서는 최근에 '우리 할머니가 자주 밖에 나가려고 하는 거 같다.'라는 생각이 들면 이름표를 옷에 달아 주거나 이런저런 방법을 써 볼 수 있다고 생각합니다. '할머니가 배회하고 다녀서 창피하다.'라

---

8) '인지증'이라는 명칭 : 후생노동성이 '치매'라는 명칭을 '인지증'으로 바꾸기로 결정한 것은 2004년이다. 그 외의 명칭 후보로서 '인지장애', '건망증', '기억증', '기억장애', '알츠하이머'가 있으며, 후생노동성의 홈페이지에서 국민투표를 열었다. 투표율 1위는 '인지장애'였지만, 이 단어는 정신분열증에도 사용되고 있기 때문에 부적절하다고 여겨져, 2위인 '인지증'으로 결정되었다.

는 생각을 하면 안 됩니다. 창피하다고 생각할 이유가 조금도 없으니까요. 이웃 사람들에게도 잘 이야기를 해 놓는 게 좋습니다. 지켜보는 눈이 많으면 많을수록 좋은 게 분명하니까요. '누가 경찰에 신고하기 전에 시설에 보내야겠다.'라는 생각은 버렸으면 하는 바람입니다.

마루 걸어 다닐 수 있을 때 걷게 하는 것이 좋다고 생각해요. 인지증에 걸린 노인이 돌아다닐 때에는 궁지에 몰린 듯한 표정을 하고 있을 때와 싱글벙글 웃고 있는 얼굴을 하고 있을 때가 있어요. 궁지에 몰린 듯한 표정을 하고 있을 때는 '왜 그러세요? 어디 가세요?'라고 물어보면 '회사에 가는 거야.'라고 대답하니까 어떤 목적으로 돌아다니는지 알 수 있어요.

나가 싱글벙글 웃는 얼굴을 하고 있을 때는요?

마루 그냥 산책하려고 하는 걸 거예요. 벚꽃이 예쁘다든가 오늘은 하늘이 참 파랗고 기분이 상쾌하다든가. 인간으로서 당연히 느끼는 감정들이에요. 인지증에 걸린 사람이 혼자서 거리를 걸어 다니면 전부 '배회'한다고 단정 짓는 사람들이 오히려 환자예요.

걸을 수 있는 사람을 못 나가게 가둬 두면 어떤 일이 일어나는가?

나가 걸을 수 있는 사람을 못 나가게 가둬 두면 어떤 일이 일어나는가? 단 며칠 만에 와상 상태가 되는 겁니다.

마루 와상 상태가 되면 인지증도 더 심각해져요.

나가 맞습니다. 정말 눈 깜짝할 사이에 말이죠. 일주일 전에 멀쩡하게 걸어 다니던 사람이 불과 며칠 동안 방에서 와상 상태로 있었다는 것만으로 두 번 다시는 걸을 수 없게 되어버리는 일이 많이 있습니다.

마루 그 이야기는 와상 상태 어르신을 병원과 요양시설에서 만들어 내고 있다는 건가요?

나가 와상 상태가 되면 운동량도 줄어들고 근육도 줄어들기 때문에 그전까지 밥도 잘 먹었던 사람이 입으로 밥을 먹는 것도 힘들어지는 것입니다.

마루 아직 자기 힘으로 걸을 수 있는 사람을 가두어 둔다. → 와상 상태가 된다. → 입으로 먹지 못하게 된다. → 치매 증세가 더 심해진다. → 그리고 위루를 설치해 달라는 이야기가 나오게 됩니다. 구강 케어와 연하(嚥下)[9] 음식물을 삼키는 동작 재활치료를 제대로 하면 입으로 먹을 수 있는데 말이에요. 그렇게 중증의 환자를 만들어 내는 요양시설을 많이 봐 왔어요.

나가 경찰의 발표에 의하면 배회한 채로 밖에서 죽거나 행방불명이 된 사람이 연간 1,000명 가까이 된다고 합니다. 하지만 이렇게 사망한 사람 모두가 인지증 환자였다고 할 수는 없지만요. 저 같은 사람이 어느 날 행방불명이 돼서 죽어서 발견됐다 하더라도 아마 '배회사'라고 불려질 지도 모르죠.

---

9) 구강 케어와 연하 재활치료 : 구강 케어란 입안을 청결하게 유지하기 위한 케어를 말한다. 요양 보호사가 양치질이나 가글을 도와주는 것이 중요하다. 입안의 청결을 유지하고 세균을 줄이는 것은 오연성 폐렴을 예방하는 것에도 도움이 된다. 연하 재활치료란 연하(음식물을 삼키는 것)장애의 재활치료를 말한다. 먹기 쉬운 자세를 연구하거나 먹는 음식이나 용기를 잘 생각해서 입으로 먹을 수 없던 사람이 다시 먹을 수 있게 되는 사례를 많이 볼 수 있다. 자세한 내용은 《인지증 환자의 섭취음식·연하 재활치료》라는 책을 참고.

마루 하지만 여론에서는 '배회로 연간 1,000명이나 사망 또는 행방불명!'이라고 마치 무서운 뉴스인 것처럼 거론하지 않나요? '배회로 그렇게 사람이 죽다니, 인지증 할머니를 집에 두면 위험하겠다!'라고 가족들이 생각하게 되는 것도 이상한 일이 아니죠.

나가 물론 혼자서 걸어 다니는 건 위험한 일이고 지역 전체가 뭔가 조치를 취하지 않으면 안 되는 문제입니다. 그렇다고 해서 시설에 가둬 놓으면 눈 깜짝할 사이에 와상 상태가 되어 병원에 옮겨져 결국에는 죽음을 맞이하는 것이 요양시설에 들어간 인지증 환자들이 밟게 되는 최후라고 한다면? 존엄과 자유가 있는 죽음의 방법이란 진정 무엇인가? 하는 생각이 듭니다.

마루 게다가 최근에는 휴대전화에 GPS 기능이 있잖아요. IT 기술과 지역의 힘을 같이 합한다면 그런 사고를 막을 수 있지 않을까요?

나가 지역의 힘, 저는 그것을 가장 믿고 싶습니다. 왜냐하면, 저는 한 지역의 의사니까요. 지역에서 인지증 환자를 보호하려고 하는 행정의 움직임이 최근 늘어나기 시작했어요. '배회한다' → '시설에 보내자'가 아니라 먼저 자신이 살고 있는 지역에 어떠한 대처법이 있고 어떠한 지원을 해 주는지 찾아볼 가치가 있습니다. 그러고 보니, 얼마 전에 강연을 했던 오사카의 카와치나가노 시는 지역에서 '배회 SOS 네트워크'라는 것을 운영하고 있었습니다.

마루 경찰관도 인지증에 대해서 좀 더 공부해 줬으면 좋겠어요. 길에서 멍하게 서 있는 할아버지를 마치 도망가고 있는 강도를 체포하는 것처럼 경찰차에 싣고 간다면 할아버지가 얼마나 무섭겠어요. 그러니까 가만히 있지 못하고 날뛰는 거죠.

Chapter 05

이것이 일본의 비극,
치매 든 부모를
돌보지 않는 자식들

할매할배, 요양원 잘못가면 치매가 더 심해져요

Chapter 05

이것이 일본의 비극,
치매 든 부모를 돌보지 않는 자식들

'어차피 죽을 것, 인지증으로 죽는 게 낫다.'라고 하면 화가 난다!

나가 최근 강연을 할 때 청중에게 이런 질문을 합니다. '당신은 죽을 때 암으로 죽고 싶습니까? 아니면 인지증으로 죽고 싶습니까? 실제 죽음을 맞이하는 궁극적인 선택권은 이 두 가지 중 하나입니다.'라고요. 2명 중에 1명은 암에 걸리거나 8명 중 1명은 인지증에 걸리는 것이 현실이니까요.

마루 인지증이 직접적인 사망 원인[1]이 된다고 생각하지는 않지만, 서서히 기억을 잃어 가면서 최종적으로는 아무것도 기억하지 못한 채 죽고 싶느냐는 의미가 담긴 질문인 거군요.

나가 네, 그런 의미입니다. 신기하게도 많은 강연회에서 같은 질문을 여러 번 해봐도 사람들은 '암으로 죽고 싶다.'라는 선택을 압도적으로

---
1) 인지증이 직접적인 사망 원인 : 인지증의 권위자 하세가와 씨(성마리안나 의과대 명예교수)에 의하면 인지증에 걸린 사람의 노화의 속도는 인지증에 안 걸린 사람보다 약 3배 정도 빠르다고 한다.

많이 하더군요. 이상한 일이에요.

마루 어머? 왜요? 암을 치료하는 게 더 힘들잖아요.

나가 그렇죠. 암이 더 복잡하고 힘든 치료를 하고 죽음이라는 공포에 직면하는 상황들이 많이 도사리고 있는데 말입니다. 결국, 그만큼 '무슨 일이 있어도 인지증만큼은 걸리고 싶지 않다.'라고 생각하고 있는 것 같습니다. 물론, 암도 인지증도 안 걸리는 게 가장 좋은 방법이고 또 걸리지 않게 조언하는 것이 의사의 일이긴 하지만요.

마루 그리고 따지고 보면 인지증이 암보다는 오래 살 수 있는데 말이죠.

나가 그렇죠? 물론, 젊은 층의 인지증[2]은 별개지만, 평균수명 80세를 넘은 인지증 환자의 경우는 기본적으로 뇌의 노화에 기인하고 있기 때문에 나이가 들면서 생기는 병이라는 측면이 있습니다. 평균수명이 길어졌다는 증거이기도 합니다. 오래 산 만큼 싫은 기억도 많이 있겠지만 그 싫은 기억들은 전부 잊어버리고 긴 인생을 함께해 온 가족에게⋯⋯ 뭐 싫어하는 가족도 물론 있겠지만 그래도 자신이 만들어 온 가정이지 않습니까. 그 가족에게 간병을 받으면서 천천히 죽어 간다는 것이 그렇게 나쁘다고만은 생각하지 않습니다만.

마루 나가오 씨는 어느 쪽을 선택하시겠어요?

나가 물론, 저는 인지증입니다. 50세까지는 저도 암이라고 생각했었습니다. 하지만 '저는 인지증으로 죽고 싶습니다.'라고 강연회에서 이야기하면 '부모님이나 배우자가 인지증에 걸려서 강연회를 들으러 왔

---
[2] 젊은 층의 인지증 : 18세 이상 65세 미만 사이에서 발생하는 인지증. 노인성 인지증과 같이 건망증, 언어 장애 등이 나타난다. 자세한 내용은 159페이지의 본문을 참조

는데 당신 지금 무슨 이야기를 하는 거야!'라고 굉장히 화를 내는 사람이 있습니다. '인지중이나 암에 걸린 환자를 죽지 않게 하는 것이 의사의 일 아니야!'라고 설문조사 용지에 쓰는 사람도 꼭 있습니다.

마루 그런 의미로 말한 것이 아닌데, 그 사람이 인지중에 걸린 것인지도 모르겠네요.

나가 사람은 언젠가 죽습니다. 사망률 100%니까 건강할 때 자신의 죽음에 대해서 생각해 보자고 이야기하는 건데 그게 잘 전달이 안 될 때가 가끔 있습니다. 또는 의사가 죽음에 대해서 열심히 이야기하는 것 자체가 어불성설이라는 분위기. 물론, 가족을 열심히 돌보고 있으니까 죽을 때에 대해 생각하고 싶지 않다는 마음은 잘 압니다. 하지만 사람은 죽습니다, 반드시. 거기에다가 고령화가 진행됨에 따라 인지중에 암이 합병증으로 생기는 사람도 늘고 있습니다. 그런데 인지중이 진행되면 '자신이 암에 걸렸다'는 자각도 하지 못한 채 죽는 경우도 꽤 있습니다.

마루 인지중에 걸린 가족을 끝까지 돌본 사람 중에는 '웃는 얼굴 밖에 생각이 안 나요.'라고 말하는 사람이 꽤 많아요. 다른 병이었다면 있을 수 없는 일일 거예요.

나가 그렇네요. 하지만 '인지중에 걸리면 딸과 아들에게 피해를 준다'고 생각해서, 그럴 바에야 암에 걸려 죽는 게 낫다고 생각하는 사람이 많은 것 같습니다. 자식들과의 관계가 좋은 사람일수록 그렇게 생각하는 경향이 있는 게 아닐까 싶습니다.

마루 '가족에게 피해를 준다.'라니, 얼마든지 피해를 줘도 이해할 수 있는 게 피를 나눈 가족인데 말이에요. 저는 '딸과 아들을 위해서'라

사고방식은 실은 사랑이 아니라 자아의식이 아닌가 하고 평소에 생각을 해요.

> **부모님의 속마음, 배우자의 속마음, 건강할 때 물어보자!**
> - 어디에서 죽고 싶어요?
> - 누가 돌봐 줬으면 좋겠어요?
> - 돈은 얼마나 쓸 수 있어요?

나가 사랑? 자존심? 자아의식ego 테마군요. 그리고 재택 의사로서도 매일 생각하게 하는 테마이기도 하고요. 스스로 시설 입소를 희망하는 것은 자식들을 사랑하기 때문일까? 아니면 자아의식일까? 인지증과 가족애는 떨어뜨리려야 떨어뜨릴 수 없는 문제니까요.

마루 사랑일까? 자아의식일까?

구하라, 그리하면 얻을 것이요

마루 얼마 전에 〈일본의 비극〉[3]이라는 영화를 봤어요. 어느 한 가족의 비극을 그린 영화로 나카다이 씨가 아버지 역이었는데 정말 박진감 넘치는 연기였어요.

나가 아아, 실화를 바탕으로 만들어졌다는 그 영화 말이군요. 부모의 연금으로 생활을 연명했던 무직의 자식이 부모가 죽은 사실을 숨기고 연금을 계속 받고 있었다는 사건이 모티브가 된 영화 맞지요?

---

3) 영화 〈일본의 비극〉: 2013년 개봉, 고바야시 감독. 2010년에 도쿄 아다치 구에서 생긴 고령자의 소재 불명의 문제를 모티브로 하고 있다.

마루 네, 자신의 생활을 위해서 부모가 돌아가신 것을 은폐[4]하다니 얼토당토않은 이야기라고 생각해요. 물론 범죄 행위고요. 부모의 극락왕생을 자식이 방해하고 있고요.

나가 하늘이 무섭지도 않은가 봅니다.

마루 그 말이 이 영화의 타이틀과 연결이 돼요. 말 그대로 '일본의 비극'이에요. 친척과의 연결, 지역과의 연결이 끊어지고 누구에게도 도움을 요청할 수 없는 고독 속에 사는 자식들의 세대. 아들은 부모가 '죽음'을 향해 가고 있는 것에 대해 미칠 듯이 화가 나고 그러다가 지치면 그냥 망연자실해 버릴 수밖에 없는 거예요.

나가 하지만 이렇게 성인이 되어도 무력하고 경제력도 없는 자식들을 누가 만들었는가 하고 묻는다면, 어떤 의미에서는 부모에게도 책임이 있다는 것입니다. 즉, 부모의 입장에서는 자신이 죽어도 자식들이 자신의 연금으로 살아갈 수 있다면 자신의 죽음이 은폐되어도 괜찮다고 생각하고 있을지도 모릅니다. 부모도 세상을 향해 도움을 청할 수 없는 사회가 되어 버린 것입니다.

마루 〈일본의 비극〉은 인지증에 대한 영화가 아니지만, 이 영화에서 그리고 있는 지역의 연결, 사회와의 단절이 인지증과 개호의 문제와도 크게 연관되어 있다고 생각했어요.

나가 그러고 보니, '무연無緣 사회'[5]라는 말도 있네요.

---

4) 자식이 부모의 사망 신고를 하지 않고 부모의 연금을 부정하게 계속 받는 사례가 늘고 있다. 일본에서는 2012년 100세 이상의 인구가 5만 명을 돌파했다. 그러나 그중 2만 명 이상의 소재, 생존이 명확지 않다는 보고도 있다.
5) 무연 사회 : 일생을 혼자서 보내는 독신 세대의 증가 등에 따라 가족, 지역, 사회에서 사람과의 연결이 약해지고 고립하는 사람이 늘고 있는 사회를 말한다. NHK가 2010년에 제작한 해당 제목이 반향을 일으켜 이 단어가 일본 사회에 침투되고 있다.

마루 하지만 조금만 시각을 바꿔 본다면 요즘 사회에서 누구나 '무연無緣 사회'에 대한 불안감을 안고 있으니, 불안감을 가진 사람들끼리 연대할 수 있어요.

나가 지연, 혈연이 약한 지금 사회야말로 그렇네요.

마루 네, 어렵지 않은 일이에요. '우리 부모님이 치매 들었다. 힘들다. 어떻게 해야 할지 모르겠다. 나는 어떻게 하면 좋을까?' 하고 집에서 혼자 고민하지 말고 사회를 향해 목소리를 내는 거예요. 당연한 이야기지만, 이렇게 할 수 있는 사람과 그렇지 않은 사람에 따라 개호 생활에 큰 차이가 나타나지 않나 싶어요.

서투른 아들은 더 이상 필요 없어! 좀 더 소통해 줘

나가 〈일본의 비극〉이라는 영화에서도 그려지고 있지만, 특히 자녀가 아들 한 명일 경우 더 어렵게 느껴집니다. 아무래도 여성보다 남성이 커뮤니케이션 능력이 낮기 때문에 남성 간병인은 목소리를 내기 쉽지 않습니다. 그 결과 간병 살인과 같은 범죄도 남성의 경우가 훨씬 저지르기 쉽습니다. 어느 조사에 따르면 간병 살인의 피해자는 남녀 비율이 남성 3 : 여성 7로 여성이 많고, 가해자는 남성 7 : 여성 3으로 확연한 차이를 보이고 있습니다. 단, 이건 부모·자식 간만이 아니라 부부간의 살인도 포함되어 있습니다.

마루 살인까지 하게 되는 것은 흔치 않은 일이지만 서투른 남성의 개호[6]가 비극을 낳은 사례가 많이 있어요. 앞으로 남성은 다카쿠라 씨[7]를 롤 모델로 할 게 아니라 나가오 씨 같이 커뮤니케이션 능력이 탁월한 남성을 롤 모델로 삼아야 해요.

나가 대단한 비약이군요. 부탁드리는데 다카쿠라와 저를 대등하게 이야기하는 것은 그만둬 주세요.

마루 간병을 받는 입장에서 보면 아들이나 남편에게 '나 좀 서투르니까'라는 말을 듣는다면 참 힘들 거예요. 그리고 사회적으로 지위가 높은 사람일수록 간병을 할 때, 금방 칭찬이나 평가를 받고 싶어 해요. 내가 이렇게 열심히 하고 있는데 아무도 나를 칭찬해 주지 않네⋯⋯라는 감정이 생겨서 금방 좌절하는 남자를 많이 봐 왔어요. 그러니까 남성 간병인은 먼저 '칭찬을 구하지 않는' 것이 간병을 잘하는 방법이에요.

나가 서투른 남자들이 간병 때문에 힘들어도 자기 입으로 도움을 청하지 못한다면 빨랫줄에 노란 손수건을 묶어 놓는다든가 하는 정책이 필요할지도 모릅니다. '간병 때문에 힘들어요. 도와 주세요.'라는 노란 손수건[8]이요.

마루 정말 큰일이에요. 저는 '만남의 장소 사쿠라짱'을 만들었을 때, '마지쿠루'라는 단어를 모토로 했어요. 마지쿠루 = 많은 사람이 한 데 모여서 수다를 떠는 것, 상하 수직 관계가 없고 지원하는 사람과 지원받는 사람 사이의 벽도 없는 사람과 사람 간의 관계, 이런 생각들을 담아서 만든 단어예요.

---

6) 남자가 개호에서 곤란하다고 느낄 때: 요리와 식사, 배설의 처리, 대화법, 처나 어머니가 치매 들었다고 주위에 말하는 것이 부끄럽다고 하는 생각이 강한 사람의 경우 고립되는 경향이다.
7) 다카쿠라 하면 생명보험회사의 광고(1984년)의 명대사 '서툴기 때문에'를 맨 처음 떠올리는 사람도 많을 것이다. 다가쿠라 켄과 같이 어눌하기도 하고 서툰 캐릭터는 실은 일본 남아의 동경이다.
8) 다카쿠라 켄과 연관이 있다. 영화 〈행복의 노란손수건〉

나가 '마지쿠루'라는 단어, 처음에 들었을 때는 '이게 뭔 소리지?'라고 생각했습니다. 하지만 지금은 정말 좋은 말을 만들었다고 생각합니다. 저도 자주 강연회에서 사용하고 있어요. 예를 들면, 의사와 환자 사이에 보이지 않는 벽이 있는 것과 같이 간병하는 사람과 받는 사람 사이에 큰 벽이 있습니다. 이러한 벽을 깨 버리고 같은 입장에서 편안하게 소통하자는 소망이 이 단어에 담겨 있다고 생각합니다.

마루 나가오 씨가 블로그나 강연에서 그 단어를 소개해 주신 덕분에 이 단어가 퍼지기 시작한 걸 정말 기쁘게 생각하고 있어요.

나가 '의료와 간병을 연계합시다!'라는 슬로건을 내세우고 있다는 것은 아직 거기에 벽이 있다는 증거입니다. 의료와 간병의 관계는 상하 수직적인 것이 아닙니다. 그냥 '마지쿠루'하면 되는 겁니다.

마루 부모의 간병으로 고독하게 된 아들도 딸도 더 '마지쿠루'하지 않으면 안 돼요. 그러한 사람들을 위해 저는 '만남의 장소 사쿠라짱'을 만들었어요. 저도 형제는 있었지만 거의 고독 속에서 부모님과 오빠의 간병을 했었으니까요. 고독이라는 인간의 감정은 고독해 본 적이 있는 사람만이 알 수 있는 거예요. 간병 때문에 괴로워하는 당신을 '무연 사회'에 방치해 둘 수 없어요. 그게 '만남의 장소'의 역할입니다.

'가족에게 신세를 지고 싶지 않다'는 것은 사랑하기 때문일까? 아니면 자아의식ego 때문일까?

마루 제가 간병인을 보고 있으면서 생각한 것은 내 부모, 남편을 절대로 돌봐야 한다는 생각이 강한 사람은 가족 간의 관계가 끈끈하다는 거예요. 그런데 의존적 성향이 강한 간병인은 '나 너무 힘들어.', '이렇게 힘들 줄 몰랐다.', '어떻게든 해보는 거야.'라고 아무리 가족 간에 유대관계가 있다고 하더라도 소통하기 힘들어요. 자신밖에 생각할 줄 모르는 사람은 좋은 유대관계를 손에 넣을 수 없다는 법칙이에요. 이 세상, 뭐든지 그렇다 하지만.

나가 현대 사회는 역사 이래 가장 '자기애'[9]가 강한 시대라는 생각이 듭니다. 그것이 우리를 행복하게 하고 있는가? 그렇지 않은 것 같습니다. '자기애'는 뒤집어 말하자면 '높은 자존심'이 됩니다. 그것이 결국 '나는 가족에게 간병 따위 받고 싶지 않아. 치매가 들면 그냥 빨리 시설에 보내 줘' 하는 이야기가 나오는 것입니다.

마루 저도 그건 부모의 사랑이라고 생각하지 않아요. 부모 자신의 자아의식이죠.

나가 왜 그렇게 생각하는 것일까요? 이 대담을 책으로 만들자는 북맨사의 편집자의 이야기인데 수년 전에 사망한 탤런트 아먀구치 미에[10]씨의 간병 경험을 쓴 책을 출판한 적이 있다고 합니다.

---

9) 자기애 : 에고이즘, 자기 자신을 소중히 생각하는 감정, 모두 가지고 있지만 병적인 자기애의 경우, 타인과의 공감이나 대등한 교류가 곤란해서 보통 자기 자신의 욕구 충족이나 감정 표현을 우선시한다.
10) 야마구치 미에 : CNN의 뉴스 기자로 데뷔하였다. 미모와 뛰어난 두뇌를 가진 탤런트로서 한 시대를 풍미했다. 그 후 실업가로도 활동하면서 부친의 간병을 병행하였는데, 2012년 3월 8일 효고 시의 자택에서 죽은 채로 발견되었다. 향년 51세

마루 야마구치 미에 씨라면 한 시대를 풍미했던 탤런트 아닌가요? 굉장히 미인이었던.

나가 맞아요. 젊은 사람들은 잘 모를지도 모르겠지만. 야마구치 씨가 가장 사랑했던 아버지가 알츠하이머형 인지증에 걸렸을 때 혼자서 했던 간병 기록을 담은 책입니다. 그 야마구치 씨의 수기에 편집자는 '여자 혼자서 부모를 돌보다.'라는 타이틀을 붙였습니다.

마루 그 책은 저도 받아 봤습니다. 그 여성 편집자는 책 띠에 이렇게 썼더군요. '아버지는 재혼을 하지 않았고, 나도 결혼하지 않고 쭉 둘이서 생활해 왔다. 알츠하이머를 앓고 있는 아버지를 간병할 수 있는 건 나밖에 없다.' 말하자면, 독신 여성의 간병이 테마인 거죠.

나가 많은 독자에게 편지를 받았다고 합니다. 그중 80%가 부모 세대의 편지였는데 '이 책을 읽고, 저는 치매가 들면 시설에 가기로 결심했습니다. 제 딸을 야마구치 씨처럼 만들고 싶지 않으니까요.'라고 쓰여 있었다고 합니다. 이러한 독자들의 반응에 편집자는 맥이 빠졌다고 합니다. 그런 의도로 이 책을 낸 게 아니라 독신 여성을 독려하기 위한 것이었다고요. 하지만 세상의 반응은 예상과 달랐던 것입니다.

마루 저는 독신 여성을 독려하는 것 자체가 이상해요. 독신 여성이든 가족이 많이 있든 간에 간병은 혼자서 하는 거예요. 1 : 1로 서로 마주 보는 것이 간병이에요. 제가 운영하고 있는 '만남의 장소'는 그 1 : 1을 지원하고 있어요. 누가 대신할 수 없어요. 그 상태를 유지할 수 있도록 지원할 뿐이지요. 그리고 인생이라는 게 죽음으로 완결되는 것이라고 한다면, 그 죽음에 이르기까지 자식을 낳고 키우고 또 그 자식에게 간병을 받기에 이르는 것이 죽음의 완결된 형태라고 생각하지 않아요? 평생 열심히 키워 줬으니 자식들에게 열심히 간병해 달라고 하는 것 정도의 마음은 가져도 되는 거 아닌가 싶어요.

나가 그것이 힘든 가족들도 많이 있습니다. 독신으로 간병[11]할 경우, 무엇보다 경제적인 문제가 심각해집니다. 가족마다 각각의 경제적 사정이 있는 거니까요. 그래도 내가 할 수 있는 범위에서 최선을 다 해보자는 마음만은 버리지 않아 줬으면 하는 바람입니다.

마루 개인주의가 뿌리 깊지 않은 일본 사회 속에서 왜 간병과 돌봄의, 인생의 완결으로 향하는 부분에서만 왜 개인주의적 성향이 생겼을까요? 상당히 모순된 이야기라고 생각해요. 이렇게 된 건 역시 핵가족화가 눈에 띄게 진행되었기 때문이 아닐까요?

나가 즉, 그러한 부모의 마음이 '인지증으로 죽고 싶지 않다.'라는 희망 속에 담겨 있는 것일 겁니다.

마루 그런 사람은 대게 은행에 저축이 많이 있거나 하죠.

나가 그런가요? 자식에게 신세질 생각이 전혀 없기 때문에 자신의 마지막을 위해서 저축을 많이 해둔다는 거로군요. 그런 부자가 이상한 시설에 들어갈 가능성이 높지요!

마루 돈이 많을수록 평온사(平穩死)[12]가 어려울지도 몰라요.

나가 유럽과 미국 사람들은 노후에 저축한 돈을 조금씩 쓰면서 거의

---

11) 독신으로 간병 : 2013년에 중앙 행정 기관(총무성)이 발표한 데이터에 의하면 무직으로 간병하고 있는 사람이 266만 명, 일하면서 간병하는 사람은 290만 명이다. 간병휴가제도는 간병을 요하는 상태의 가족 1명당 93일을 상한으로 쉴 수 있도록 하고 있지만, 실제로 간병 휴가를 이용한 사람은 약 8만 명밖에 없으며, 간병 이직자만이 늘어나고 있다. 앞으로 고령화가 진행되는 동시에 미혼율도 증가할 것으로 예상되고 있다. 간병 이직자가 미혼자라면 수입의 감소에 의한 생활의 궁핍함을 피할 수 없게 되어 독신 간병인이 어떻게 대처해 나가야 하는 지 모색하는 것도 국가의 과제이다.
12) 평온사 : 말기 환자가 연명(延命) 치료 등을 받지 않고 자연사하는 것.

제로로 만들고 죽는데, 일본의 경우에는 죽을 때 저축한 예금 금액이 고액인 사람이 가장 많다[13]고 합니다. 그러니까 일본은 스페인과 같은 나라와는 다르게 재정적으로 파산하는 사람은 없다고 알려져 있습니다.

마루 돈을 모아서 고급 샹들리에와 대리석이 있는 유료 노인시설이라는 감옥에 들어가 행복하게 요양을 받을 수 있나요? 자식에게 간병을 시키고 싶지 않은 사람이 어떻게 남에게 좋은 간병을 받을 수 있습니까? 나가오 씨도 돈 있는 분이니까 조심하시는 게 좋을 거예요.

나가 없는데 왜 그러십니까. 아니, 그러고 보니 꽤 있을지도 모르겠군요(웃음).

마루 기분 나쁘게 들리실지 모르겠지만, 도저히 나가오 씨가 평온사 할 수 있을 거라는 생각이 들지 않아요.

나가 실은 가끔 상상해 봅니다. 제가 죽으면 주간지의 한 구석에 이런 제목의 기사가 있을 거 같아요. '《평온한 죽음》[14]이라는 책을 쓴 의사 평온사로 죽지 못하다.'라고요.

마루 이런, 잘 알고 계시네요. 중이 제 머리 못 깎는 격이네요(웃음).

나가 그렇다면 이왕 죽는 거 '복상사'가 좋겠네요. 제가 좀 더 여유가 생기면 '복상사의 10가지 조건'이라는 책을 쓰고 싶어요.

마루 이것 참! 하지만 그 책이 가장 잘 팔리겠네요.

---

13) 현재의 고령자가 사망했을 때의 예금액이 평균 3,000만 엔(한화 약 3억 원)이라고 한다.
14) 《평온한 죽음》: 나가오 카즈히로 저, 2012년. 연명 치료를 받지 않고 평온하게 생을 마감하는 방법에 대해 저술한 책. 13만 부가 팔린 베스트셀러

> 생각해 봅시다

인지증이라도 리빙 윌living will이 가능할까? 가능하다면 어디까지?

나가오 히로유키

• 리빙 윌living will이란 무엇인가?

리빙 월이란 한마디로 말하자면, '자신이 불치·회복이 불가능한 상태 또는 죽을 때가 됐을 때, 연명 치료를 하고 싶지 않다.' 라는 의사 표기를 작성하고 서명하는 것을 말합니다.

일본에는 일본존엄사협회라는 일반 사단법인이 있습니다. 주로 리빙 월의 계발과 관리를 이행하는 인권단체로서 저는 부이사장직을 맡고 있습니다.

2013년 현재, 12만 5,000명의 회원이 있지만, 일본 전체 인구를 생각해 보면 0.1%에 지나지 않습니다. 유럽과 미국에서는 많은 사람이 리빙 월을 표명하고 있으며, 일반적인 것으로 여겨지고 있습니다. 미국에서는 국민의 41%가 표명하고 있습니다. 국제적으로 봤을 때, 일본은 리빙 월을 표명하는 사람이 극단적으로 적은 나라입니다. 초고령화 사회를 맞이하고 있는 지금, 현재 상태에서는 종말기 의료에서 더한 문제점들이 발생하지 않을까 우려됩니다. 10여 년 전까지만 해도 암 말기의 환자는 모두 속이 빈 대롱이 된 채 죽어 갔습니다. 자신의 마지막을 타인 또는 의사에게 맡긴 결과입니다. 스파케티 중후군이라는 단어를 들어 본 적이 있는 분들이 많이 계실 겁니다. 아니, 어쩌면 지금도 상황은 크게 달라진 것이 없을지도 모르겠습니다. 죽는 그날까지 뼈쩍 마른 몸에 숨도 제대로 쉬지 못하는데 항암 치료를 받고 있는 환자를 저는 많이 봤습니다. 그것이 본인의 확고한 의지라면 모르겠지만 그저 병원에서 지시한 대로 한 결과 더한 고통을 느끼게 된다면 비극이 아닐 수 없습니다.

고 이타미 쥬조 감독의 명작 〈대병인大病人〉이라는 영화를 본 적이 있으십니까? 지금으로부터 약 20년 전인 1993년의 작품입니다.

기관을 절개해 인공호흡기를 단 말기 암 환자의 모습과 병원의 대처 방법을 생생하게 그려, 당시 일본인이 가지고 있던 종말기에 대한 고정관념에 파문을 일으킨 작품입니다. 그 작품이 일본인의 마음을 움직여, 리빙 윌을 표명하는 사람이 늘어나고 있는 것 같습니다.

• 리빙 윌과 일본의 법률

매우 유감스러운 일이지만, 일본에서는 아직 리빙 윌의 법적 효력이 인정되지 않고 있습니다 미국에는 〈Advance Directive〉라고 불리는 사전 지시서가 법제화되어 있습니다.

리빙 윌 법안이 초당파 130명의 국회의원에 의해 논의된 지도 벌써 8년이 지났습니다. 2012년 여름에는 '종말기 환자의 의사를 존중하는 법률안'으로 만들어진 시안이 언론에 보도되었습니다. 저도 일본존엄사협회 부이사로서, 700명 이상을 치료하고 있는 현역 의사로서 법제화의 필요성에 대해 이야기해 왔습니다. 그러나 여러 의견이 난무하고 또 정권 교체의 영향도 있어서 1년 이상 논의가 중단된 상태였는데 다시 2014년부터 논의가 재개될 움직임이 보이고 있습니다.

한편, 유언장은 당연히 법적으로 유효합니다. 즉, 죽은 뒤에 발생한 일에 대해 자기 결정이 법적으로 보장되는 것인데, 개인의 존엄으로서 가장 중요하다고 할 수 있는 치료를 받는 것에 대한 자기 결정은 보장되고 있지 않는 것이 일본의 현실입니다.

자기 결정이 법적으로 보장되지 않으면 어떤 일이 일어나는가? 종말기의 연명 치료를 환자 본인이 'NO!'라고 문서로 표명한다고 해도 가족이

'YES!'라고 말한다면 가족의 의사가 더 우선시된다는 것입니다. 게다가 가족의 의사를 우선시하지 않으면 의사가 처벌당할 가능성이 있습니다. 선진국 중에서 이러한 나라는 일본밖에 없습니다. 환자 본인의 요구에 반하면서까지 의사가 연명 치료를 계속할 수밖에 없는 것도 일본 의료 현장에서 이따금씩 일어나는 것입니다.

- **말기 암에서 인지증으로······ 변용하는 리빙 윌**

제가 의사가 된지 30년이 흘렀는데, 이 30년간 의료는 크게 진화, 변용했습니다. 의료 기술의 눈부신 발전과 함께 병원이 주체가 된 시대가 이어지고 있습니다병원에서 죽음을 맞이하는 사람이 재택에서 죽음을 맞이하는 사람보다 많아지기 시작한 것은 1976년입니다.

일본존엄사협회가 발족된 37년 전, 시민의 대부분이 암 말기의 연명 치료를 고려해 리빙 윌을 표명하고 있었습니다. 저 자신도 그랬었고요. 물론 노쇠함이나 뇌경색, 그 외의 치료하기 힘든 병이나 교통사고 등에 의한 식물인간 상태도 있을 수 있겠지만, 역시 암 말기의 이미지가 압도적으로 강합니다.

그러나 수년간 인지증 환자가 급증하면서 인지증 종말기에 관한 문제가 빠르게 대두되고 있습니다. 그중에서도 주목받고 있는 것이 입으로 먹을 수 없게 됐을 때의 인공 영양, 즉 '위루'에 대한 논의입니다. 일본에서 이 '위루'를 사용하는 사람은 현재 40만 명에서 50만 명으로 알려져 있는데, 많은 인지증 환자에게도 이 '위루'가 쓰여지고 있습니다. '위루만큼은 하고 싶지 않으니까 리빙 윌을 표명하고 싶다.'라는 사람이 최근 늘어나고 있습니다.

한 10년 전쯤에는 '말기 암의 인공호흡기를 거부하기 위한 리빙 윌'이었는데 지금는 '인지증에 걸렸을 때 위루를 거부하기 위한 리빙 윌'로 변화하고 있는 것입니다. 이렇게 시대와 질병 구조의 변천과 함께 시민이 연상하는 연명 치료의 이미지도 크게 변용하고 있습니다.

- **'인지증'과 '자기 결정', 고민되는 파라독스!**

그리고 저에게는 리빙 윌에 관한 소박한 질문이 몇 가지 있습니다. 먼저, 그 유효 기간에 대해서이고 또 하나는 인지증과 리빙 윌의 관계에 대해서 입니다. 예를 들면, 저는 장기 제공의 의사 표시를 했는데, 건강보험증이나 운전면허증 뒷면에 장기 기증 의사 확인란에 서명을 하는 곳이 있습니다. 아시다시피 보험증이나 운전면허증은 정기적으로 갱신해야 하니까, 그 때마다 장기 기증의 의사 확인을 위한 서명도 갱신해야 할 필요가 있는 것입니다. 인간의 감정은 항상 변하는 것이기 때문에 정기적으로 의사 확인이 필요한 것이지요. 유언장은 철회하지 않는 한 평생 가지만, 장기 기증 의사는 생명 윤리와 관련된 부분도 있기 때문에 정기적인 의사 확인이 필요한 것이라 생각됩니다.

반면에 리빙 윌에는 유효 기한이 있을까요? 이 질문에 제대로 대답할 수 있는 사람은 거의 없을 것입니다. 어려운 문제이지요. 각 나라에서는 3년 정도로 여겨지고 있습니다. 일본존엄사협회에서는 1년 정도로 생각하고 있으며, 매년 리빙 윌의 의사 확인을 하고 있습니다.

리빙 윌은 '정신이 온전할 때 표명된 것'이 전제 조건입니다. 그러나 이 '온전'이라는 것은 실제 어떠한 상태를 말하는 걸까요? 평균 연령이 75세라는 일본존엄사협회의 회원 중에는 이미 인지증이 시작되고 있는 분, 이제 인지증이 시작되려고 하는 분도 많이 계실 것입니다. 그렇다면 온전한가라는 이 전제는 바꿔야 하는 것이 아닐까요? 즉, '온전한가 온전하지 않은가'가 아니라, '충분히 자기 결정을 할 수 있는가, 없는가' 또는 '의사 표시를 할 수 있는가, 없는가'를 파악하는 것이 현실적이라는 생각에 이르렀습니다.

그럼, 리빙 윌의 의사 표시를 한 사람이 자기 결정을 할 수 없을 정도로 인지증이 진행되어 버렸다면? 자신이 리빙 윌을 가지고 있다는 사실 자체를 잊어 버릴 수도 있습니다. 실제 매년 행하는 갱신 수속연회비2,000엔을 내는 것으로 의사 확인이 인정됩니다을 잊어버려, 리빙 윌을 표명했다고 하더라도 막상 정말 필요한 상황이 됐을 때 그 효력을 잃어 버리게 되는 사례가 증가하고 있습니다. 이러한 현상을 막기 위해서는 '리빙 윌을 어떤 시점에서부터 누군가에게 대리 관리를 받지 않으면 의미가 없다.'라는 지적이 나오게 됐습니다.

또한, 이른바 '독거 노인'이 급증하고 있는 현대 사회에서 대리인을 가족에게만 한정시키지 않고 친구나 지인도 인정하며, 복수의 대리인이 있을 경우에는 우선순위를 정해 놓는 것이 현실적인 방법일 것입니다.

• 인지증 종말기에는 성년후견제도成年後見制度의 활용을

2000년에 개호보험과 동시에 탄생한 성년후견제도라는 것이 있습니다.

성년후견제도란, 인지증이나 지적장애, 정신장애 등의 이유로 판단 능력이 불충분한 사람들의 재산 관리나 개호 서비스의 계약 등을 당사자의 이익을 최우선으로 하여 대리인이 대신 이행하는 제도입니다. 성년후견인은 누구나 될 수 있는 것이 아니며, 당사자를 위해 어떠한 보호와 지원이 필요한지 그 사정을 검토한 후 가정재판소에서 선임합니다. 즉, 가족이나 친척 이외에도 법률이나 복지 전문가 등의 사람들이 선발될 가능성도 있습니다.

이 제도는 앞으로 계속 늘어날 인지증 환자를 위해 반드시 필요한 제도입니다. 그러나 현시점에서는 의료 행위의 대리 승낙이나 리빙 윌의 대리는 후견 내용에 포함되어 있지 않습니다. 앞으로 다가올 인지증 시대를 생각했을 때, 가능한 리빙 윌을 대행해 줄 대리인에 관한 내용도 규정해 놓을 필요가 있지 않을까 하는 생각이 듭니다. 조금씩 그러한 방향으로 변화하고 있지만 말입니다.

다시 말하자면, 리빙 윌뿐만이 아니라, 대리인을 지정해 놓는 사전 지시서라는 개념이 필요하다는 것입니다. 또는 '대리인 지명도 겸한 리빙 윌' 말입니다. 아시아권에서 유일하게 대만에서는 2000년에 존엄사가 법제화되었는데, 리빙 윌에 대리인이 3명, 우선순위를 정해 명시할 수 있는 서식으로 되어 있습니다. 저는 일본도 대만의 존엄사법을 본받아야 한다고 생각합니다. 앞으로 다가올 시대에서 굉장히 중요한 문제이기 때문입니다.

2013년 11월에 도쿄에서 개최된 제2회 일본 리빙 윌 연구회에서 인지증과 리빙 윌을 테마로 전문의와 변호사, 가족회 사람 등과 함께 다양한 문제들을 논의했습니다. 그리고 '인지증이 심각하지 않으면 어느 정도의 자기 결정은 가능하지 않은가?'라는 것이 참여자들의 공통된 인식이라는 것이 확인되었습니다.

아시다시피 최근 인지증 환자의 인권에 대한 큰 결정이 있었습니다. 첫 번째는 아무리 '후견인'이 있어도 국정선거 때 투표할 수 있다는 것입니다. 국민의 대표를 선택하는 선거에 자기 결정을 할 수 있는 것이 최고재판소에서 확인되었습니다. 또한, 가정재판소에 의한 '후견인'의 신청에는 '법률 신청인'이 필요합니다. '법률 신청인'은 후견인 인증에 필요한 모든 비용을 부담해야 하는 사람이기도 합니다. 이 법률 신청자는 어떠한 사람에게 후견인이 붙는가에 대한 프로세스도 꼭 알아 두었으면 하는 바람입니다.

• 가족이 행복해도 본인이 행복하지 않으면……

　인지증에 걸려서 후견인이 있어서 선거에 참여할 수 있는 시대에 살면서 인지증에 걸리면 리빙 윌을 표명할 수 없다는 생각은 한번 재고해 봐야 할 필요가 있습니다. 리빙 윌이 문서로 표명되어 있지 않아도 가족이나 주위 사람이 본인의 리빙 윌을 존중할 수 있는 사회라면 문제가 없을 것입니다.

　그러나 요즘 부모 연금을 노린 위루, 죽었는데도 살아 있는 150세의 부모와 같은 사회문제까지는 아니지만, 이 책의 제5장에서도 이야기한 바와 같이 현실의 절실함은 우리의 상상을 초월합니다. 가족은 행복해도 본인은 행복하지 않은 위루가 늘어나고 있는 것도 사실입니다. 어쩌면 반대로 부모가 빨리 죽기를 바라는 가족이 있을지도 모른다는 것을 우리는 염두에 두어야 할 것입니다.

　그렇기 때문에 리빙 윌은 더욱더 중요합니다. 현대 의료 안에서는 리빙 윌이 없기 때문에 막상 일이 닥쳤을 때 가족이나 주위 사람도 당황해 어쩔 줄 몰라 하는 상황이 계속 생기고 있는 것입니다.

　이상의 내용은, 어디까지나 제 개인적인 의견이며, (사)일본존엄사협회의 견해가 아님을 밝힙니다. 매일 같이 인지증 종말기 환자의 의사결정을 접하고 있는 동네 의사의 짧은 견해로서 읽어주셨으면 합니다.

참고 자료

〈안녕완화의료조례安寧緩和医療條例〉에서 발췌대만의 존엄사법

제1조 본 조례는 말기 환자가 치료받을 의사를 존중하며 그 권리를 보장하기 위한 정책이다.

제2조 본 조례의 주관 기관의 중심은 후생노동성이며, 지방은 현과 청이다.

제3조 용어 정의

안녕완화의료, 말기 환자, 구명소생의료심폐소생, 생명유지 치료법, 생명유지 치료법의 선택, 입원자이하 "본인"에 대한 정의이다.

제4조 말기 환자는 안녕완화의료 또는 구명소생의료의 선택에 대한 의사 표명서를 작성할 수 있다. 의사 표명서에 사인을 할 때에는 완전한 행위 능력을 가진 2명 이상의 입회인이 필요하다. 단, 안녕완화의료 또는 구명소생의료를 시행하는 의료시설의 사람은 제외한다.

제5조 20세 이상 또는 완전한 행위 능력을 가진 사람은 제4조의 의사 표명서를 작성할 수 있다. 본인이 의사를 전달할 수 없을 경우, 사전에 위임할 내용을 기술하여 위임장을 만들어 대리인에게 의뢰할 수 있다.

제6조 본인 또는 대리인이 임시 의사 표명서를 철회할 수 있다. 제4조 또는 제5조에 근거하여 본인 또는 의료 위임 대리인이 의사 표명서에 동의하면 중앙 주관기관이 그 의사를 국민건강보험서에 기재해야 한다. 그 유효성은 의사 표명서의 원본과 동등하다. 단, 본인 또는 의료 위임 대리인이 전 조례에 근거하여 철회하면 중앙 주관기관에 보고하여 해당 기재사항을 폐지한다.

제7조 구명소생의료를 시행하지 않는 대상은 하기의 규정에 적용되는 자이다.

① 2명 이상의 의사에게 말기 환자로 진단받은 자.

② 본인의 의사 표명서를 가진 자, 단, 미성년자는 법정 대리인의 동의가 필요하다. 미성년자가 의사 표현을 할 수 없는 경우 법정 대리인의 사인이 필요하다. 상기의 제1항의 의사는 관련 분야의 의사 면허증을 소지하고 있어야 한다.

말기 환자는 의식불명 또는 의사를 명확하게 전달할 수 없을 경우 친족의 동의서가 인정된다. 친족이 없으면 안녕완화의료 종사자를 조회한 후, 말기 환자를 위한 이익을 최우선시하여 의료 지시서를 통해 의사 표현을 대행할 수 있다. 동의서 또는 의료 지시서는 말기 환자가 의식불명 또는 명확하게 의사를 전달할 수 없게 되기 전의 의사를 거스를 수 없다.

상기의 친족의 범위는 이하와 같다.

① 배우자 ② 성인의 자녀 또는 손주 ③ 부모 ④ 형제 ⑤ 조부모 ⑥ 증조부모, 증손주 또는 삼촌 아내의 친족 ⑦ 일촌에 해당하는 직계 인척

말기 환자가 상기의 규정에 적합하며, 심폐소생술 또는 생명유지 치료법을 시행하지 않을 경우 본래 실시하고 있던 심폐소생술 또는 생명유지 치료법을 중지할 수 있다.

친족의 동의서는 한 명도 인정된다. 친족 사이에 의견이 일치하지 않을 경우 위에서 규정한 친족의 범위에 의한 우선순위로 결정한다. 순위가 하위인 자가 동의서를 제출해도 순위가 상위인 자와 일치하지 않을 경우 심폐소생술 또는 생명유지 치료법을 시행하지 않고 중지·철회한다. 서면의 내용에 근거한다.

제8조 의사가 안녕완화의료의 치료 방침 및 생명유지 치료법을 선택할 가능성이 있는 것을 말기 환자 또는 가족에게 고지해야 한다. 또한, 환자가 병의 증세나 선택할 수 있는 치료 방법에 대해 알고 싶어하면 고지해야 한다.

제9조 의사는 상기의 제4조부터 전항의 내용을 진료기록부에 기재해야 한다. 의사 표지서 또는 동의서를 진료기록부와 함께 보관해야 한다.

제10조 제7조에 위반한 의사는 대만 달러 6만 위안 이상 30만 위안 이하의 벌금이 구형되며, 1개월 이상 1년 이하의 사업 및 면허 정지 처분을 받게 된다.

제11조 제9조를 위반한 의사는 대만 달러 6만 위안 이상 30만 위안 이하의 벌금이 구형된다.

제12조 본 조례의 벌금, 사업 및 면허 정지 처분은 주관기관이 집행한다.

제13조 삭제본 조례 내용은 본 조례에 의해 구형된 벌금은 기간 내에 내지 않으면 재판소에 의한 강제 집행이 이루어진다는 내용이다.

제14조 본 조례의 자세한 규정은 주관기관이 작성한다.

제15조 본 조례는 공포된 날부터 시행한다.

※본 법률은 자오커스(趙可式) 교수대만 국립 성공대학교 교수의 긴 세월에 걸친 노력과 활동이 결실을 맺어 제정되었다.

Chapter 06

케어매니저 말을 무조건 따르지 마라

Chapter 06
케어매니저 말을 무조건 따르지 마라

Short stay, 단기 보호시설이 뭐야?

나가 마루오 씨, 제가 자는 시간을 쪼개서 왕진을 돌거나 강연하는 것을 보고 '문제 행동'이라고 하시는데, 그것은 마루오 씨도 마찬가지 아닌가요? 아니, 마루오 씨는 항상 새벽 3~4시에 문자 메시지를 보내시잖아요. 그렇게 늦은 시간에 문자 메시지를 보내시고도, 아침에는 일찍 일어나서 '만남의 장소'에 오시는 분들을 위해서 식사 준비도 하시잖아요? 아침에는 밥도 지어야 하고 반찬도 많이 만들어야 하고, 또 장도 봐야 하잖아요.

마루 아침 식사 준비는 도와주기 때문에 괜찮아요.

나가 그런데 왜 항상 새벽에 문자 메시지를 보내시는 거예요?

마루 간병 상담 문자가 많이 오니까요. 한 분 한 분에게 신중히 답장을 하다 보면 눈 깜짝할 사이에 새벽이 되요. 얼마 전에도 어떤 부부가 인지증에 걸린 어머니에 대한 가슴 아픈 상담을 해왔어요.

나가 그렇군요. 지금은 니시노미야 시의 행정 담당자들이 간병 상담을 하러 온 가족에게 마루오 씨를 소개할 정도니까 상담하려는 사람들이 더 많이 늘었겠군요. 그걸 마루오 씨는 전부 봉사활동으로 하고 계시니 정말 고개가 숙여집니다. 개호보험을 이용 안 하시나요. 저는 의사니까 보험 청구를 할 수 있지만, 마루오 씨는 봉사활동이잖아요.

마루 개호보험을 사용하지 않고 NPO 법인으로 활동하고 있으니까요. 그 대신 제가 하고 싶은 말은 당당히 할 수 있어요.

나가 돈이 얽힌 사업이 아니니 자유롭게 이야기할 수 있는 것이겠죠.

마루 니시노미야 시 시청 직원들도 최근에는 굉장히 문제의식을 갖게 되었어요. 니시노미야 시도 소통을 위해 조금씩 변해가고 있다고 생각해요. 그 대표적인 예가 시내에 '만남의 장소'가 조금씩 늘어가고 있어요.

나가 마루오 씨의 활동을 보고 '나도 만남의 장소를 만들어 보고 싶다.'라는 생각하는 사람이 전국에서 생겨나고 있습니다. 저 같은 의료인에게 있어서 이건 굉장한 힘이 되는 일이고 새로운 시대가 열리는 움직임입니다. 모두 돈에 연연하지 않는다고 하는데 정말 그렇다면 진짜 대단하다고 생각합니다. 정말 그렇습니까?

마루 저도 그런 생각을 한 적이 있지만, 지금 '만남의 장소를 만들고 싶다.'라는 사람의 대부분이 자신의 간병 경험을 통해 느낀 후회, 분노, 슬픔 등의 감정이 계기가 된 것 같아요. 자신의 경험을 바탕으로 직업을 선택한 사람은 그 일에 대한 신념도 강한 것 같고요. 나가오 씨도 아버지의 자살이 의사가 된 계기이지 않나요?

나가 그럴지도 모르죠. 그런데 니시노미야 시와 마루오 씨가 우호적인 관계를 맺은 이유가 마루오 씨가 무서워서 그런다지요(웃음)? 이 사람을 화나게 하면 무슨 일이 일어날지 모른다고 시청 직원들이 벌벌 떨던데요? 하하하, 농담입니다. 단 한 사람의 열정으로 행정이 바뀌는 일은 얼마든지 있을 수 있는 일이에요. '이 동네 문제 있다!' 생각만으로 그치기 일수인데 행동으로 옮긴다는 것에 의미가 있다고 봐요. 일단 부딪혀 보자는 달걀로 바위 치기 정신, 마루오 씨는 그걸 직접 실현하고 있지 않습니까?

마루 아이구, 부딪혀 보고는 있지만 그게 그렇게 간단하게 깨지나요?

나가 그런데 아까 말씀하신 부부가 한 상담은 어떤 내용이었습니까?

마루 치매 들기 시작한 시어머니의 간병을 며느리가 해 왔는데, 재작년에 그 며느리가 병이 난 거예요. 그래서 잠시 입원을 해야 하게 됐는데, 남편 혼자서는 며느리가 해왔던 것처럼 간병을 할 수 없다고요. 앞으로 어떻게 하면 좋을지 모르겠다는 상담이었습니다. 이 부부의 이야기를 듣고 어머니의 인지증 중세가 극히 초기 단계라고 판단했습니다. 매일 깜빡하는 일이 생기지만 기분 좋게 하루를 보내고, 난폭한 것도 아니고, 와상 상태가 된 것도 아니며, 아직 충분히 재택에서 생활할 수 있는 상태 말이에요.

나가 그렇다면 먼저 요개호인증[1]을 받아 보고, 이용할 수 있는 서비

---

1) 요개호인증 : 개호보험 서비스를 받기 위해서 필요한 수속이다. 시 구청에서 신청하며, 인정 조사를 받는다. 일본의 경우 요지원 1부터 요개호 5까지 모두 7 등급이 있으며, 등급 인정을 받지 못하는 경우도 있다. 이 인정 조사에서 가족은 간병의 고충이나 요구사항을 구체적으로 설명해야 한다.

스를 받으면서 상태를 지켜보면 될 것 같은데요?

마루 나가오 씨도 그렇게 생각하죠? 보통은 그렇게 생각해요. 개호인증 결과로 사용할 수 있는 서비스를 이용해서 Short Stay(단기 보호시설)같은 서비스를 사용하면 된다고 알려 줬어요.

> **Short Stay(단기 보호시설) 서비스**
> 재택 생활을 하는 고령자가 일시적으로 노인요양복지시설 등에 들어가 식사나 목욕 등의 서비스를 받는 것을 말한다.

나가 Short Stay란 '단기 입소 생활요양시설'을 말합니다. 이 부부와 같이 개호하고 있는 가족이 수발을 할 수 없을 때 어르신이 단기간 동안 묵을 수 있는 시설입니다. 개호보험을 사용할 경우 이용자 자기 부담률은 10%입니다. 생활비나 식비 등의 비용은 별도로 청구되는데, 다 합하면 하루에 2,000엔 정도(2만 원 상당)입니다. 이용 기간은 원칙적으로 연속해서 30일까지 가능합니다.

마루 재택 개호를 하려면 가까운 곳에 Short Stay 시설을 잘 알아봐 놓는 게 좋을 것 같아요. 특별한 일이 아니어도 개호 중에 스트레스나 피로가 쌓일 수 있잖아요. 정신적으로나 육체적으로나 너무 힘들 때 단 며칠간만이라도 맡길 수 있다면, 재충전할 수 있을 것 같아요.

나가 단기 요양시설 중엔 예약이 밀려 이용하기까지 1~2개월이 걸리는 곳도 있다고 합니다. 지금 당장 이용하고 싶어도 그럴 수 없는 거죠.

마루 그렇다면 아무 소용 없지 않아요? 가족이 도움을 요청했을 때, 바로 도움의 손길을 줄 수 있어야지요.

예상보다 빨리 '특양'에서 연락이 오면 Lucky? 맛집인가!

나가 마루오 씨와 상담했던 그 부부는 단기 요양시설에 어머니를 맡기셨나요?

마루 제가 화가 나는 부분이 바로 그것입니다. 아, 정말이지 너무 화가 나서 못 참겠네요.

나가 어라, 마루오 씨 왜 갑자기 화를 내십니까? 무슨 일이 있었나요?

마루 그 가족을 담당하고 있던 케어매니저가 이러는 거예요. '앞으로 가족 분들에게도 무슨 일이 생길지 모르니까 일단 특별요양노인홈(특양) 입소 신청을 해두세요.'라고요.

나가 특별 요양 노인시설이란 유료 노인시설과는 다르게 개호보험을 이용할 수 있는 공적인 노인시설을 말하지요. 공적시설인 만큼 입소 조건이 상당히 까다롭습니다. '65세 이상으로 요개호 인정을 받았으며, 혼자서 일상생활을 영위하기 어려운 상태로 수발이 곤란한 경우, 와상환자이거나 인지증 증세가 심각한 경우 등 긴급을 요하는 사람의 입소가 우선시 된다.'라는 전제가 있습니다.

마루 지역에 따라 차이는 있지만, 일본 전국적으로 특양의 입소 대기자[2]가 40만 명이라는 데이터도 있습니다. 정말 대단한 숫자지요.

나가 2013년 9월, 후생노동성에서는 '2015년도부터 요개호 2 이하의

---

2) 특양 입소 대기자 : 일본 후생노동성의 집계에 의하면 2009년 입소 대기자는 42.1만 명이다. 후생노동성은 시설을 늘리고 있지만 아직 턱없이 부족하다. 2013년 5월 1일자 도쿄신문 기사에 의하면, 이 대기자 중, '현재, 생활이 곤란하며 금방이라도 입소가 필요하다고 여겨지는 대기자는 11.3%라는 조사'도 있다.

사람은 신규 특양의 입소를 인정하지 않는다.[3]'라고 개혁안을 발표했습니다. 초고령화 사회를 맞이하면서 입소 조건은 점점 엄격해지고 있습니다. 특양 등의 개호보험시설의 이용자 한 명당 급여비는 월 30만 엔(약 300만 원)에 가깝습니다. 이 금액은 재택 급여의 약 3배 정도입니다. 일본의 개호 급여비 총액은 한 달에 2,300억 엔(약 2조 3,000억 원)을 넘는다고 합니다. 그리고 이 총액에서 특양의 시설 급여만 1,200억 엔(약 1조 2,000억 원)이라고 합니다.

마루 하지만 실제로 특양 입소를 필요로 하는 사람은 10%정도라는 견해도 있어요. 앞서 말한 것처럼 충분히 재택 생활을 할 수 있는데도, 특양에 입소를 시켜 버리는 가족도 많이 있어요.

나가 그런데 아까 그 부부는 인지증에 걸린 어머니를 특양에 입소시킬 의향이 있었습니까?

마루 없었을 거예요. 시설에 보내는 걸 전혀 생각해 본 적이 없는 부부에게 담당 케어매니저가 여러 가지 팸플릿을 보여주면서 이렇게 말한 거예요. '특양에 입소 신청을 해도 어차피 금방 못 들어가요. 그리고 어머니의 상태가 지금 당장 특양에 입소할 필요도 없어 보이고요. 하지만 대기자가 수백 명이니 지금 신청해 놓아도 손해 볼 건 없으니까 신청해 두세요.'라고요.

나가 그런 식으로 말하면 가족은 신청할 수밖에 없었겠네요. 왠지 손해 볼 것 같은 기분이 드니까요.

마루 그러니까 말이에요. 그 순진한 부부도 케어매니저가 시키는 대로 한 거예요. 그런데 얼마 전, 작년에 신청했던 특양에서 연락이 왔다

---
[3] 2015년 4월부터 개호보험이 변경되어, 특양 입소사의 기준이 요개호 3 이상으로 한정된다.

고 해요. '어머니 순서가 되어서 지금 입소 가능합니다.'라고요.

나가 가족이 당황했겠네요. 입소 시킬 마음이 없었으니까.

마루 그런데 그 케어매니저는 '잘됐네요! 순서가 돌아왔다면서요? 이렇게 빨리 순서가 돌아오다니 어머니는 운이 좋으시네요!'라고 하면서 입소를 부추겼어요.

나가 뭐라고요? 어머니가 운이 좋다고요?

마루 순서가 돌아오기까지 더 기다려야 했는데 빨리 연락을 받게 되어서 운이 좋다는 발상이에요. 그 케어매니저는 평소라면 2시간 기다려야 먹을 수 있는 맛집에 30분 만에 들어가다니 Lucky!라는 정도로 밖에 생각을 못하는 거죠. '빨리 입소하지 않으면 다음은 없어요. 마지막 찬스니까 빨리 정하세요. 이 찬스를 놓치면 순서가 언제 또 올지 몰라요.'라면서 어떤 상황인지도 잘 모르는 부부를 부추긴 거예요.

나가 그렇군요. 그래서 그 부부가 마루오 씨에게 어떻게 하면 좋을지 상담하러 온 거군요. 저는 재택 의사로서 한 가지 말해 두고 싶습니다. 케어매니저에게는 가족의 의료 방침을 억지로 바꿀 수 있는 권한이 없습니다.[4]

마루 그래서 화가 나요. 요즘에는 정작 해야 할 일은 하지도 않으면서 하지 않아도 되는 일만 하는 케어매니저가 너무 많아요!

아들 부부도 Short Stay를 이용하면서 되도록이면 집에서 생활하고 싶을 거예요.

나가 맞는 말이에요. 등급 인정을 받아 개호 서비스를 이용할 때, 그

---

4) 케어매니저는 개호가 필요한 분이나 가족이 보다 안락한 생활을 영위할 수 있도록 지원하는 사람이며, 가족의 의견에 상응하지 않는 개호 방침으로 변경할 권리가 없다.

중심에는 케어매니저가 있기 때문입니다. 부모님을 부양하기로 마음먹어도 케어매니저에 의해 부양과는 거리가 멀어지기도 하지요. 등급 인정을 받으면 자택에서 생활하더라도 개호의 중심에는 케어매니저가 있습니다. 개호보험 제도가 그렇게 정해 놓았기 때문에 어떤 가족도 피할 수 없습니다.

마루 하지만 이는 월권행위라 할 수 있어요. 아무것도 모르는 가족을 상대로 무슨 권한으로 이야기를 하는 거냐고요. 인지증에 걸린 어머니는 하루라도 오래 살던 집에서 요양하고 싶어 해요. 그런 사람들에게 왜 가족도 아닌 남의 입에서 특별요양노인홈(특양)에 들어가는 게 낫다는 말이 나오는 거죠? 그 며느리는 울면서 이렇게 상담했습니다. '며느리와 시어머니 관계이니 지금까지 여러 가지 힘든 일도 있었어요. 하지만 아무리 케어매니저가 특양을 권해도 저는 시어머니를 집에서 돌봐 드리고 싶어요. 제가 잘못된 건가요?'

나가 마지막까지 집에서 돌봐 드리겠다고 결심한 가족이라면 문제없습니다. 그렇게 훌륭한 며느리에게 뭐라고 대답해 줬습니까?

마루 대답은 하나예요. '특양에는 절대 보내시면 안 돼요. 일단, 케어매니저를 바꿔 보세요.'라고 했어요.

나가 정답입니다!

마루 그랬더니 그 며느리 분이 '그런 이야기 처음 들어요.'라면서 우는 거예요. 주위 사람 10명 정도에게 상담을 했지만, 모두가 하나같이 입을 모아, '좋은 기회니까 특양에 보내세요.'라고 했다는 거예요. 그리고 케어매니저를 바꾸라고 말한 사람은 저밖에 없었다고요.

나가 위험할 뻔했군요. 이상한 시설에 보내면 단기간에 표정을 잃고 치매 증세가 더 심각해질 뻔했습니다.

케어매니저가 언제부터 안내 도우미가 되었나?

마루 개호 업계 전체가 뭔가 착각하고 있다는 생각이 안 들어요? 그리고 가족들도 케어매니저가 주도해서 문제를 해결하는 거라고 생각하고 있어요. 저는 특별히 특별요양노인홈(특양)의 존재를 전부 부정하는 건 아니에요. 어머니가 들어가고 싶어 하면 보내 드리면 돼요. 하지만 지금 상태로 특양에 들어가게 되면 분명히 며느리는 후회하게 될 거예요. 내가 잠시 입원하는 것 때문에 특양에 보내게 됐다고 자책하게 되겠죠. 특양에 들어간 시어머니의 인지증 증세가 눈 깜짝할 사이에 심각해지면 더욱 그렇겠지요. 하지만 그 특양을 권유한 장본인, 케어매니저는 아무런 죄의식도 갖지 않는다는 거예요. '좋은 일을 해 드렸다!'라고 생각하고 끝이죠. 이러한 서로의 온도 차이가 문제에요.

나가 제 생각을 말하자면, 케어매니저 개인의 자질적인 문제라기보다는 지금 개호보험 제도가 문제투성이기 때문이라고 생각합니다. 그래서 자신들이 하는 일이 좋은 일이라고 착각하는 케어매니저가 계속해서 생겨나는 것입니다.

마루 맞는 말씀이에요. 처음에는 모두가 각자의 동기가 있어서 케어매니저라는 직업을 선택해서 어려운 시험에 합격한 사람들이기 때문에 그 나름의 프로 의식 같은 게 있을 거라 생각해요.

나가 저도 그렇게 생각합니다. 2012년에도는 케어매니저 자격시험 합격률[5]이 겨우 19%였습니다. 의사국가시험 합격률도 매년 90% 가까이 되는데 말입니다.

마루 지금의 요양 문제에 대한 분노와 슬픔이 있는 사람들이 프로가 되지만, 개호보험 사업이라는 소용돌이 속에 휩쓸려 케어매니지먼트의 본질을 잃어 가고 있는 거예요.

나가 결국, 지금은 많은 케어매니저가 개호사업소[6]에 소속되어 있는 영업사원, 안내 도우미와 같은 존재가 되어버린 것입니다. 회사가 경영하는 사업소에 소속되면 영리를 목적으로 하기 때문에 당연히 돈을 벌어야 하고 개호보험을 어떻게든 이용할 수 있도록, 그러니까 보다 비싼 금액이 드는 곳으로 노인을 유도해 가는 현상이 생기게 된 것입니다. 한탄스러운 이야기지만요.

마루 그러니까 본래 해야 할 일을 못하게 되는 거예요. 가족은 케어매니저의 정보를 시청이나 지역 포괄 센터 같은 행정기관의 직원에게서 얻는데, 행정인은 직업의 특성상 이 사업소의 케어매니저가 좋다 나쁘다는 이야기를 할 수 없는 거예요.

나가 그건 재택 의사의 경우에도 그렇습니다. 공립병원의 복지과나 행정인에게 물어봐도 '저 재택 의사는 나쁜 의사입니다.'라고 절대 이야기하지 않습니다. 그럼 반대로 어떤 케어매니저가 좋은 케어매니저입니까?

---

5) 케어매니저 자격시험 합격률 : 시험을 처음 시작한 1998년의 합격률은 약 44%였지만, 매년 합격률이 낮아지고 있다.
6) 개호사업소 : 개호보험법에서는 현재 7종류로 나뉘어져 있는데, 각각 더 자세히 분류되어 있다. 지정주거 서비스 사업자, 지정지역 밀착형 서비스 사업자, 지정주거 개호지원 사업자, 개호보험 시설, 지정개호 예방서비스 사업자, 지정지역 밀착형 개호예방 서비스 사업자, 지정 개호예방 지원 사업자

마루 먼저, 가족이 고민하는 어떠한 질문에도 즉각 답하지 않는 사람이죠. 무엇인가 문제가 생겼을 때, 가족과 함께 고민해 주는 케어매니저는 인간적인 케어매니저라고 말할 수 있어요. 개호의 고민도 상황도 가족에 따라 천차만별인 게 당연하잖아요? 그런데 어떠한 고민에도 '아, 그것이라며 이렇게 해보세요.'라고 바로 대답한다는 건 안내 데스크에서 안내 도우미가 매뉴얼대로 대답하는 거와 같다는 거예요. 그렇기 때문에 이 케어매니저가 정말 자신들을 생각해서 일하고 있는지 한 번쯤은 의심을 해보는 게 좋다고 생각해요.

나가 과연 그렇군요. 만약에 이 케어매니저는 안내 도우미나 마찬가지라는 생각이 들었을 때는 어떻게 하면 좋습니까?

마루 바꿔야죠. 바꾸는 방법밖에 없어요! 케어매니저를 바꾸는 걸 미안해 하면, 좋은 개호를 할 수가 없어요. '이건 정말 안 되겠다.'라는 생각이 들면 바로 바꾸는 게 좋아요.

나가 그럼 다음 장에서는 케어매니저에게 요구되는 자질에 대해 좀 더 자세히 이야기해 봅시다.

마루 경험이 많은 케어매니저를 선택하는 게 좋아요.

Chapter 07

케어매니저를
일단 의심해 보자

Chapter 07

케어매니저를
일단 의심해 보자

케어매니저도 그 나름대로 힘들다

마루 앞 장에서 케어매니저가 언제부터 안내 도우미가 됐느냐는 문제에 대해 이야기했는데요. 케어매니저가 독립해서 일을 한다고 해도 현실은 쉽지 않아요. 이 복지계는 월급이 적은 게 현실이에요. 여성 케어매니저의 평균 연령은 48세 정도이지만, 평균 연봉은 350만 엔(약 3,500만 원) 정도에요. 사업소에 소속되어 있다고 해도 차이가 별로 없고요.

나가 케어매니저 제도가 생겼을 때, 케어매니저 자격을 따는 간호사들이 꽤 있었습니다. 하지만 10명 중 9명이 간호직으로 다시 복귀했습니다. 간호사가 월급을 훨씬 많이 받으니까요.

마루 요즘은 홈 헬퍼가 케어매니저 시험을 보는 추세예요. 홈 헬퍼가 한 단계 승진할 수 있는 직종[1]이기도 하고 홈 헬퍼 2급 취득 여부가 케

---

[1] 케어매니저 시험을 볼 수 있는 조건은 '의료 및 복지의 실무 경험이 5년 이상이며, 900일의 노동 시간이 인정되는 사람'이므로 홈 헬퍼의 경력을 살려 케어매니저로 '올라갈 수 있다.'

어매니저 수험 조건이니까요.

나가 이상한 승급 제도가 지금의 개호 현장을 만들어 버린 것이군요. 홈 헬퍼 < 케어매니저 < 간호사라는 수직관계, 저는 이런 분위기를 별로 좋아하지 않습니다. 요즘 활동하고 있는 케어매니저는 거의 대부분 의료 계열이 아니라 간병 계열이기 때문에 의견이 부딪히는 건 당연한 일일지도 모릅니다.

3년 만의 발렌타인 초콜릿

마루 그러니까 역시 가족의 힘이 필요해요. 케어매니저나 방문 간호사로부터 의견을 듣고 어떤 개호 방침을 선택할지는 가족에게 달려 있어요. 의심해 보는 능력이 필요해요. 일단 한 번 의심해 보고 난 뒤부터 신뢰 관계가 생기지 않을까 싶어요. 맹목적으로 믿기만 해서는 잘될 리가 없어요. 그게 일이든 연애든 말이에요.
'맹목적인 연애'란 실패하기 마련이죠.

나가 마루오 씨의 연애론을 들을 수 있을 거란 생각은 못했는데요?

마루 무슨 말씀을요. 저는 일반론을 이야기하고 있는 거예요. 그러니까 간병인은 여러 각도에서 사물을 보는 힘을 가지는 것이 중요하다는 이야기에요. 그냥 의심해 보는 것만으로는 고립될 뿐이에요. 의심해 보는 것과 믿는 것의 균형을 맞추는 것이 필요해요. 그리고 의심해 마땅한 것을 의심할 수 있는 힘을 기르는 것은 가족에게 달렸어요.

나가 의료도 개호도 모든 힘의 근원은 가족에게 있어요. 의사라고 해도, 그저 몇 분간의 진료로 환자에게 필요한 약의 양을 정확하게 맞추는 것은 무리입니다. 특히 인지증 환자의 경우에는 본인과 가족의 이야기가 굉장히 중요하고요.

마루 맞아요. 구성원 수가 많다면 '케어매니저가 오늘은 이런 이야기를 했었는데 어떻게 생각해?'라고 먼저 가족들이 서로 이야기를 나눠 보는 거예요. 그것만으로도 가족에게는 힘이 생겨요. 특히 최소한 3년은 의심해 보는 마음과 믿는 마음 이 두 가지가 필요하다고 생각해요.

나가 어쩐지 3이라는 숫자가 키워드인 것 같은데요. 인지증의 환자를 돌보는 재택 의사에게는 처음 3개월이 가장 중요합니다. 3개월이 지나면 그다음은 수월합니다. 그리고 개호는 처음 3년이 중요합니다. 3년을 돌파하면 끝까지 요양을 책임지는 가족이 늘어나게 됩니다.

마루 저도 '만남의 장소'를 운영하면서 여러 타입의 간병인을 보아 왔어요. 확실히 어떤 가족도 처음 3년은 오로지 간병에 집중했던 것 같아요. 치매 든 본인도 아직 그 사실을 받아들이기 힘든 혼란기에 있고, 간병인도 어떻게 간병하면 좋은지 확신이 서지 않는 기간이 평균적으로 3년이에요. 3년이 지나면 인생의 즐거움, 가족의 필요성, 자신이 간병을 하는 의미 등 많은 것을 깨닫게 돼요. 이건 저의 주관적인 생각이 아니라 '만남의 장소 사쿠라짱'에 오시는 간병인 모두가 저에게 해 준 이야기예요.

나가 이렇게 중요한 3년이라는 시간에 이상한 케어매니저가 개입하게 되면 좋은 간병도 가족들과의 유대감도 다 없어져 버리는 거군요. 재작년 2월, 인지증에 걸린 남편을 재택 의료로 돌본 지 3년째 되는 부인에게서 발렌타인 초콜릿을 받았어요. 3년 만에 처음으로 받은 사과의 초콜

릿이었습니다. 카드에는 이렇게 적혀져 있었습니다. '간병을 즐기라는 말을 처음 선생님께 들었을 때는 너무 화가 났었습니다. 그런데 3년이 지나고 나서야 겨우 알게 됐습니다. 지금은 집에서 간병하길 정말 잘했다고 생각합니다. 그때는 선생님께 화를 내서 너무 죄송했습니다.'라고.

마루 너무 기분 좋은 고백 카드였네요. 3년이 지나면 진짜 눈물도 나고 웃음도 나죠. 저는 그게 살아가는 의미라고 생각해요.

나가 제가 병원을 개업할 때도 그랬습니다. 처음 3년은 너무 한가해서 그만둘까? 하는 생각으로 하루하루를 보냈습니다. 그게 4~5년쯤 지나니까 점점 바빠지고, 일이 즐거워졌습니다. 옛말에도 3년을 참으면 그 후의 기쁨은 2배 3배가 된다지 않습니까.

마루 저는 케어매니저가 먼저 '완전히 받아들이기까지 3년 걸립니다. 그러니까 긴 시간을 두고 서로 의지해야 해요. 당장 다음 달의 일이 아닌, 내년의 일 그리고 3년 뒤를 같이 생각해 봅시다.'라고 가족에게 조언을 해 줬으면 하는 거예요. 그럼 특별요양노인홈(특양)을 신청하라는 억지 권유도 줄어들 거라 생각해요.

나가 의료도 간병도 하루아침에 해결할 수 없는 문제들이 산더미 같군요. 말기 암 환자의 재택 의료가 단거리 경주라고 한다면 인지증 환자의 재택 의료는 마라톤과 같은 것입니다.[2]

---

2) 말기 암 환자가 재택 케어 시작부터 죽음을 맞이하기까지의 기간은 평균적으로 약 60일이다. 반면, 인지증은 진단되고 나서부터 평균 생존 연수가 약 5년 8개월이다.

이런 케어매니저를 조심해!

나가 앞 장에서 '가족과 같이 고민하지 않고 뭐든지 즉시 기계적으로 답하는 케어매니저는 주의해야 한다.'라고 하셨는데요. 더 구체적으로 어떤 케어매니저를 조심해야 하는지 말씀해 주시겠습니까?

마루 이런 케어매니저를 조심해! 그 첫 번째, 정보가 너무 없는 케어매니저. 뭐든지 즉시 답하는 케어매니저도 안 되지만, 뭐를 물어봐도 잘 모르겠다고 하는 사람은 이용자가 무엇을 원하는지 생각조차 하지 않는다는 것입니다.

나가 굉장히 본질적인 문제군요.

마루 간병 현장의 매뉴얼화도 문제예요. 어떤 케어매니저를 만나도 같은 케어를 할 수 있도록 한다니, 이건 환상에 지나지 않나요? 상대는 전부 다른 사람들이라고요. 매뉴얼은 보면서 환자는 보지 않다니, 한마디로 주객이 전도됐어요.

나가 이런 의견을 들으면, 의료 현장에서 일어나는 똑같은 상황이 간병에서도 일어나고 있다는 것을 절실히 느낍니다.

마루 센터 방식[3]이라는 단어가 있는데요, 실제로 그런 케어를 할 수 있는 케어매니저는 많지 않아요.

나가 즉, 인지증에 걸린 사람을 중심센터에 놓고 가족이나 간병 관계

---

3) 센터 방식 : 후생노동성이 발표한 인지증 환자를 위한 케어 매니지먼트 센터 방식을 말한다. '환자 본인 있는 그대로', '환자에게 안심과 쾌락함을', '생활 속에서의 심신 단련', '환자의 안전과 건강', '안정된 생활의 유지'라는 5가지의 시점에서 케어를 명시하고 있다.

자, 의료 관계자가 모두 팀이 되자는 방식이군요.

마루 네, 하지만 당연한 이야기를 하고 있다는 생각 안 드세요? 정부 부처에서 일부러 발표할 정도의 이야기인가 말이죠.

나가 당연한 이야기를 대단한 것인 마냥 슬로건으로 내세우는 게 관청에서 하는 일이니까요.

마루 하지만 이런 슬로건을 기억해둬 봤자 돈이 안 된다고 생각하는 케어매니저가 많아요. 매출과 상관없는 건 잘라버리는 거죠. 그러니까 요양 계열이 아닌 의료 계열의 케어매니저를 찾아서 만나는 방법도 있어요.

나가 맞는 말씀입니다. 자화자찬이지만, 저희 클리닉에는 케어매니저는 우수한 사람들뿐입니다. 무엇을 위해 케어매니저가 필요한지 제대로 이해하고 있고 방문 개호의 중요성을 알고 있습니다. 케어매니저와 방문 간호사의 연계로 재택 케어의 질이 정해집니다. 그렇기 때문에, 의료계의 케어매니저가 요양 업계의 케어매니저보다 연계를 쉽게 취할 수 있는 경우가 많다고 느껴집니다.

마루 이런 케어매니저를 조심해! 그 두 번째, 케어 회의[4] 때 재택 의사나 방문 간호사를 부르지 않는 케어매니저.

나가 이건 규율 위반이라고도 할 수 있습니다. 처음부터 의료인을 적대시하는 케어매니저가 있습니다. 자신들의 일을 의료관계자들에게 빼앗길지도 모른다는 생각을 하고 있는 겁니다. 예를 들면, 요개호 5인 사

---
4) 케어 회의 : 케어 플랜을 작성하기 전에 담당 케어매니져를 중심으로 개호 서비스를 제공하는 사업자, 서비스 관련 담당자(홈헬퍼, 데이 서비스 담당자 등), 이용자(요간병인) 본인과 가족, 의사(주치의) 등이 모여 각자의 관점과 입장에서 의견을 제시하며 서비스를 검토하는 회의.

람의 경우 월 35만 엔(약 350만 원)의 보험금이 나옵니다. 그걸 방문 간호에 사용하게 하면 손해를 본다고 생각하는 거지요. 기업의 운영 방식에 따라 차이는 나겠지만 발상 자체가 우리하고는 아주 다릅니다.

마루 이런 케어매니저를 조심해! 그 세 번째, '저 재택 의사는 바꾸는 게 나아요.'라고 가족에게 제안하는 케어매니저.

나가 하하하, 맞는 말씀입니다. 최근에는 위장해서 독거 노인이 사는 곳에 접근하는 케어매니저도 있으니까요. 케어매니저에게 문자가 왔다고 좋아하는 할아버지에게 휴대전화를 보여 달라고 한 적이 있습니다. '나가오 선생님 말고 더 좋은 의사 선생님을 찾아 봐요♥'라는 문자였습니다. 저도 모르는 사이에 무슨 원한을 샀을까요.

마루 왠지 기분 나쁜데요.(웃음) 범죄로 가기 직전 아니에요?

나가 반대로 좋은 케어매니저에게 요구되는 자질은 뭡니까?

마루 그 질문이라면 바로 대답해 드릴 수 있어요.

첫 번째, 성실함. 가족 및 본인과 신뢰 관계를 형성할 수 있는 인품을 지닐 것.

두 번째, 지역의 요양시설이나 사업소의 서비스 내용, 평판 등 실시간으로 무슨 일이 일어나고 있는지를 파악하고, 객관적으로 파악하고 있을 것. 덧붙여 말하자면, 복지 용구의 렌털[5] 사업소나 그와 관련한 정보를 가지고 있으면 더욱 좋다.

세 번째, 어떻게 하면 재택 간병을 계속 이어갈 수 있을까에 대한 정보를 정확하게 제공할 것. 약물 중독이 되지 않도록 재택 의료를 지지해

---

5) 재가 급여를 사용해 지정 사업소에서 적절한 용구를 골라 지원받아 임대로 받는 것. 휠체어나 복지 용구 침대 등은 개호보험이 적용된다.

주는 의사나 방문 간호사에 대한 정보를 가지고 있을 것.

나가 그래서 마루오 씨가 말씀하신 '마지쿠루'가 중요한 것이군요. 여러 분야의 사람들과 섞여 이야기하는 것은 그저 스트레스를 해소하기 위해서 만이 아니라 많은 정보를 얻을 수 있으니까요. 의료에 있어서도 간병에 있어서도 인터넷상의 정보는 좋은 정보, 나쁜 정보가 섞여 있습니다. 말이 지나칠지도 모르겠지만, 제대로 된 정보가 없습니다. 그렇기 때문에 무엇보다 중요한 것은 실제 경험담이 필요하다는 것입니다.

마루 '나가오 카즈히로'라고 검색해서 그 사람이 어떤 사람인지까지는 알 수 없는 것과 같은 거죠.

나가 하지만 저는 개인 블로그에 유용한 의료 정보를 많이 올리고 있습니다. 날마다 열심히 쓰고 있지요. 누가 읽어도 손해 볼 내용이 아닙니다.

마루 저도 나가오 씨의 생사 확인을 위해 개인 블로그를 읽고 있어요. 새 글이 올라오면 오늘도 이 사람 끈질기게 살고 있구나 하고 안심해요.

나가 블로그에 2일 이상 새 글이 올라오지 않으면 생사 확인 전화 부탁해요. 왕진 후 돌아오다 길에서 죽었을지도 모르니까. 그때는 경찰에 바로 신고해 줘요. 아니, 신고하면 복잡해지니까 몰래 태워 버려 줘요.

Chapter 08

잠깐 기다려!
요양시설 선택이
생명줄

할매할배, 요양원 잘못가면 치매가 더 심해져요

Chapter 08

잠깐 기다려!
요양시설 선택이 생명줄

입소 안내 통지
내가 그 통지서를 '태평양전쟁 당시 군대 소집 영장인 빨간 종이'라고 부르는 이유

나가 앞에서 인지증에 걸린 어머니에게 특양 입소를 권유하는 케어 매니저와 가족의 온도 차이에 대해 이야기를 했습니다. 인간은 사람이 많이 모이고 줄 서 있는 것을 보면 서로 빨리 들어가고 싶어하는 습성이 있습니다. 그러나 '특별양호노인홈(특양)'은 줄지어 기다리는 맛집과 같은 곳이 아닙니다. 그런데도 '특양'에 입소할 수 있는 것이 '운 좋은 일'이라고 생각하게되는 배경에는 6장에서도 이야기한 2009년 후생노동성이 발표한 '특양'의 입소 대기자가 42만 명이라는 놀라운 숫자라고 말할 수 있습니다.[1] 그런데 이 숫자가 간병하는 가족의 마음을 정확하게 대변하고 있는지는 굉장히 의문이 남습니다.

마루 간병의 문제는 숫자로 이야기할 수 없을뿐더러 대변해서도 안 돼요. 환자마다 상황이 다르니까요. 게다가 그 상황은 시시때때로 바뀌

---
1) 107페이지 참조

잖아요? 앞에서 말한 가족의 예처럼 케어매니저의 권유로 시설에 즉각 입소하는 사람도 있고, 복수의 입소를 신청하는 사람도 있어요. '특양'을 시작으로 '노인요양보건 시설', '그룹 홈'[2] 인지증 환자를 위한 공동생활 개호, '소규모 다기능형 주택 개호'[3], '고령자 주택'[4] 서비스가 제공되는 고령자를 위한 주택 등 요양시설이 전국적으로 부족한 현실은 사실이기는 합니다. 하지만 공무원들이 뻥튀기한 숫자를 그대로 받아들이면 안 된다고 생각해요. 대기자가 많으니까 빨리 들어 가야 된다는 생각을 하는 사람이 꼭 있어요.

나가 일단 특양에서 입소 허가 통지를 받고, 그것을 거절하면 대기 번호가 맨 뒤로 밀려나는 건가요?

마루 지역에 따라 규칙이 꽤 다른 것 같습니다. 물론, 가족의 상황 또한 다르고요. 부양 가족이 갑작스럽게 부양을 할 수 없는 상황이 되었을 때, 이 긴급한 상황에서 얼마나 빠르게 대처할 수 있는지가 앞으로 행정에서 요구되는 거예요.

---

2) 그룹 홈 : 주택지 안에 설치함으로 지역사회나 가족과의 교류를 단절시키지 않고 이용자가 할 수 있는 것은 본인이 요리나 집안 일 등을 해결하면서 공동생활을 하는 것이 전제. 5~9명이 한 팀으로 두 팀까지 운영이 가능하다. 요지원 2 이상의 사람이 이용할 수 있다. 의료적인 대응이나 인지증이 진행 중인 경우 어디까지 지원해 줄 수 있는지는 사업자에 따라 다르다. 입주 보증금이나 월 이용액도 다양하다.
3) 소규모 다기능형 주택 개호 : 인지증에 걸려도 자신이 살았던 지역에서 생활할 수 있도록 지원하는 지역 밀착형 서비스 중의 하나. 한 사업소에서 주간 보호 서비스, 홈 헬퍼, Short Stay(단기 보호시설)를 이용할 수 있다. 하루에 이용할 수 있는 인원은 15명 이하, 숙박이 9명 이하로 규정되어 있으며, 보다 가정적인 환경 속에서 일상생활을 할 수 있도록 하는 것을 지향한다. 이용자의 부담은 개호 인정에 의해 바뀌지만 정액제이기 때문에 경제적이다. 그러나 이곳을 이용하면 그전까지 관계를 맺어온 케어매니저와의 관계가 끊어지거나 방문개호 등의 서비스를 받을 수 없게 되는 단점도 있어서 현재 이 시설의 수는 줄어들고 있다.
4) 고령자 주택 : 고령자 주거법(2011년 10월 개정)에 의해 정해진 고령자를 배려한 방어벽이 없는 구조의 주택. 기본적으로 개인실. 케어 전문가에 의한 안부 확인 서비스와 생활 상담 서비스가 제공된다. 시설에 입소하고 싶어도 건강 상태가 너무 좋아서 할 수 없는 비교적 건강한 고령자가 대상이기 때문에 부분적으로 개호보험을 쓸 수 있다. 입주 보증금이나 주거비, 식비는 이용자가 전액 부담해야 한다. 언뜻 보면 임종기를 맞는 요양 주택의 이상향 같기도 하지만, 이 또한 사업자에 의해 서비스의 내용이 다양하며 인지증이 많이 진행되었거나 의료적인 조치가 필요한 경우 퇴실을 요구당할 수 있다.

나가 이런 말을 하면 비난받을지도 모르겠지만, 저는 '특양'에서 온 입소 허가 통지서를 '빨간 종이군대 소집 영장'라고 부릅니다.

마루 그러고 보니 딱 맞는 표현이네요! 둘 다 한 번 가면 거의 집으로 돌아올 수 없는 통지서니까요. 한 가지 다른 점은 군대 소집 영장은 일방적으로 받는 통지서지만 '특양'에서 오는 입소 허가 통지서는 가족이 신청해서 받는 것이군요.

나가 특양의 입소 허가 통지서는 신청한 지 3~5년 세월이 흐른 뒤에 배달되는 경우도 있지 않습니까? 신청한 사실조차도 잊어버리는 가족은 당황하거나 집안이 발칵 뒤집히는 경우도 있다는 군요.

마루 신청한 시점에서 대기자가 몇백 명이라는 이야기를 들으면 아무리 기다려도 순번이 돌아오지 않을 거라는 생각을 할 수 있죠. 그런데, 빠른 사람은 수개월 만에 순번이 돌아오기도 하고, 반대로 10년이 지나도 순번이 안 돌아오는 사람도 있어요. 이 입소 허가 통지서는 지역에 따라 그 편차가 굉장히 크다고 하더군요.

나가 제가 10년간 담당하고 있는 가족이 있는데 이 가족도 '특양'에 신청한 지 10년 만에 '빨간 종이'가 왔습니다.

마루 그 가족의 가족 구성은 어떻게 되나요?

나가 60세 가까이 되는 독신의 딸과 90세 가까이의 어머니 둘뿐입니다. 낮에는 어머니를 주간 보호 서비스에 맡기고 일을 하고 있습니다. 어머니가 주간 보호 서비스에서 귀가하는 시간에 맞춰서 일을 끝내고 집에 돌아와 같이 저녁을 먹고, 같이 잔다고 합니다. 어머니의 인지증은 천천히 진행 중이지만, 잘 웃고 잘 먹고 이야기도 곧잘 하고 기분 좋게 생활하고 있습니다. 비교적 안정적인 상태입니다. 재택 간병으로 충분히 문제 없는 가정이지요.

마루 어머니의 부양을 시작하던 시점에서 신청을 해 놓았지만, 지난 10년 동안 생활 리듬, 부양 체계가 갖춰져서 행복하게 잘 살고 있다는 거군요.

> 재택 케어가 겨우 정착되어 가고 있던 중이었는데…
> 재택 의사는 그것을 막을 수 없다

나가 그렇습니다. 저도 벌써 10년째 보고 있지만, 지금 상태로 봐서는 큰 문제는 없는 것 같습니다. 따님도 '나가오 선생님, 어머니를 꼭 집에서 돌봐 드리고 싶어요. 마지막까지 부탁합니다.'라고 몇 번이고 말했었습니다. 그러던 중에 까맣게 잊고 있었던 '빨간 종이'가 배달된 겁니다.

마루 당연히 입소를 거절하셨겠죠?

나가 아뇨, 그게…… 그 시설이 방송에도 나온 평판이 좋은 시설이어서 고민을 하더군요. 따님이 제게 이렇게 물었습니다. '나가오 선생님, 어머니를 시설에 맡길 생각은 없었지만 이렇게 평판이 좋은 시설에 10년이나 기다려서 배정된 건데, 거절하면 너무 아까운 거겠죠?'라고요.

마루 평판이 좋거나 이름이 알려져 있으면 좋은 서비스를 받을 수 있다고 착각하게 되죠. 그런 일은 절대 없는데 말이죠!

나가 맞습니다. 저도 어떻게 대답해야 할지 몰라 당혹스러웠습니다.

의사는 가족의 의견을 먼저 최우선시해야 하기 때문입니다. '~하세요.' 라던가 '~를 선택하세요.'라고 하면 안 됩니다. 의료 가부장주의[5]는 좋지 않지요. 모든 의료 행위가 그렇지만, 환자 본인의 의사가 명확하지 않으면 그 가족의 의견을 따르는 것이 의사의 본분입니다.

마루 힘들게 고민하는 가족에게 너무 쉽게 '~하세요.'라고 쉽게 단정지어 말하는 것은 환자에게 무관심한 케어매니저와 다를 바 없어요.

나가 그러니까 저는 '아무리 평판이 좋은 시설이어도 그곳의 서비스가 어머니에 맞지 않는다면 어머니의 인지증은 더욱 악화되고 자칫하면 눈 깜짝할 사이에 와상 상태가 될 위험이 있을지도 모릅니다.'라고 정말 최악의 경우까지 이야기해 줬습니다. 그러나 따님은 고민한 끝에 어머니를 '특별양호노인홈(특양)'에 입소시키고 말았습니다.

마루 그걸 비난할 사람은 아무도 없어요. 그 따님 분도 고민하고 고민한 끝에 내린 결정이었을 테니까요.

나가 아직 이야기는 끝나지 않았습니다. 그 따님은 입소 후 단 2주 만에 어머니를 특양에서 강제로 데리고 나왔습니다. '나가오 선생님, 그곳의 서비스는 제가 생각하던 것과는 완전히 달랐습니다. 너무 실망스러웠어요.'라면서요.

마루 구체적으로 뭐가 달랐다는 거죠?

나가 어머니를 그냥 방치해 두고 심지어 혼을 내고 있었다는 거에요. 시설은 고급 호텔같이 훌륭했지만, 개호 직원 중 어느 누구도 말 한마디

---

5) 의료 가부장주의 : 의료 측과 환자 측의 지배관계를 나타내는 말. 10여 년 전에는 의사가 말하는 것이 절대적이었으며, 환자는 모든 것을 의사에게 맡겨야 하는 관계성이 짙었다. 그러나 현대에 있어서는 환자의 권리가 우선시되며, 이러한 관계성은 부정적으로 여겨지고 있지만, 무조건 자신의 방법을 따르라는 의사도 아직까지 많이 존재한다. 개호 가부장주의도 그렇다..

걸어 주지 않아 온종일 그저 혼자서 멍하게 앉아 있었다는 겁니다. 입소한 지 며칠이 지나지 않았는데 눈에 초점이 없어지고 말을 걸어도 아무 반응이 없다는 거에요.

마루 입소하기 전까지 어머니는 그 나름대로 딸과의 저녁 식사, 대화를 즐기고 계셨을 거에요. 다른 이용자들과 화기애애하게 이야기 나누고 있는 걸 상상하는 사람도 있을지 모르겠군요. 하지만 약물로 얌전하게 만들어 놓은 사람들을 줄지어 앉혀 놓을 뿐이니 화기애애한 분위기의 시설은 거의 없다고 보면 됩니다. 그저 매뉴얼에 따라 그림 색칠이나 장난감을 쥐여 주고는 그걸로 끝이죠.

나가 인지증이 진행되는 속도는 사람에 따라 다른데 모든 사람에게 그림 색칠과 종이접기를 시킨다는 건 말도 안 돼는 일이죠. 굴욕감을 느끼는 사람도 있을 수도 있습니다.

마루 대화하는 시간이 없어지면 인지증 증상이 단숨에 악화될 가능성도 있습니다. 요양시설 직원 중에는 치매 든 할머니에게 이야기를 걸 필요가 없다고 생각하는 사람도 있어요. 하지만 그건 잘못된 생각이에요. 인지증의 증세가 심해져도 이야기는 제대로 알아 듣습니다. '만남의 장소 사쿠라짱'에 오시는 사람 중에는 인지증에 걸려 5년 동안 말을 안 하던 아내가 간병하고 있는 남편에게 어느 날 갑자기 대답을 해 줬다는 사례도 있어요. 전부 들리는 거예요. 불안함으로 가득한 인지증 환자에게 있어 말을 걸어주는 것은 기쁜 일이에요. 딸이 어머니를 2주 만에 집으로 모셔온 일은 잘한 일이라고 생각해요.

나가 그런데 여기서 문제가 생겼습니다. 딸이 어머니를 집으로 모셔와도 '특양'에서 일시적으로 '퇴실'로 기록된다는 것입니다. 법적으로는 아직 '특양'에 있는 거지요. 즉, 집에 돌아와도 법적으로 특양에 입소되어 있기 때문에 재택 서비스는 개입할 수 없는 구조로 되어 있는 것입니다.

마루 이중으로 검진받는 게 되는 거군요. '특별양호노인홈(특양)'에 들어간다는 건 병원에 입원한 것과 마찬가지이기 때문에 더 이상 재택 의료를 받을 수 없게 되는 거죠.

나가 어머니가 특양 생활을 힘들어해서 잠시 집에 있으니 링거라도 놔 달라고 부탁해 와도 저희는 해 드릴 수 없습니다. 이런 사정을 모르는 딸은 울면서 '나가오 선생님 너무해요! 아무것도 안 해 주시다니!'라고 화를 냈습니다. 그래서 저는 재택 의료를 다시 받고 싶으면 제대로 퇴소 절차를 밟고 오라고 부탁할 수밖에 없었습니다.

마루 그래서 결국 그 모녀는 어떻게 됐나요?

나가 고민 끝에 1주일 만에 다시 '특양'으로 들어갔습니다. 시설 직원이 계속 집으로 설득하러 온 것 같았습니다. 지금 이대로라면 어머니는 간병을 받을 수 없게 된다면서요. 그러나 어머니는 단 2개월 만에 돌아가시고 말았습니다. 10년을 기다려 '특양'에 들어갔는데 단 3개월 만에 끝이 난 겁니다.

마루 정말 안 됐네요. 사인은 뭐였죠?

나가 급성 폐렴이었다고 합니다. 시설에서 제공하던 서비스와는 직접적인 인과관계가 없었던 겁니다. 집에 계셨어도 그럴 가능성도 충분히 있습니다. 10년 가까이 봐 왔던 분이었기 때문에 장례식장에 갔습니다. 그런데 '특양'의 원장과 스텝들이 무더기로 조문을 와 있더군요. 입소 기간이 3개월도 채 되지 않은 분이었는데 말이에요.

마루 고소당할까 봐 겁이 났겠죠.

나가 딸은 장례식 때도 어머니의 죽음을 받아들이지 못하고 있었습니다.

'어머니의 마지막은 집에서 보내드리자고 결심하고 나가오 선생님께 부탁도 드렸었는데…… 왜 이렇게 돼 버렸을까요? 그렇게 건강하시던 어머니께서 갑자기 돌아가신 것이 말이 됩니까?'라고 물어보길래 '연세가 연세였으니까요. 게다가 시설에 들어가면 갑자기 환경이 바뀌기 때문에 스트레스로 몸도 마음도 약해지니 충분히 일어 날 수 있습니다.'라고 대답했더니 울면서 다시 화를 냈습니다. '그렇게 중요한 이야기를 왜 더 빨리 해주지 않으셨어요!'라고……. 훨씬 전부터 계속 그렇게나 말씀해 드렸는데 말입니다. 하지만 실제로 시설에 들어가 보기 전까지는 얼마나 급격하게 약해지는지 가족도 알 수 없습니다. 물론 예외의 경우로 시설의 공기라던가 물이 맞아서 오히려 건강해지는 사람도 드물게 있기는 합니다.

마루 그것은 맞는 말이에요. 상상이 안 되는 거죠. 초점을 잃는다[6]는 말을 들어도 그것이 어떠한 증상인지 직접 경험해 보지 않고서는 모르죠. 그 따님의 후회하는 심정은 이루 말할 수 없겠네요. 좋은 특양에 보내드리려고 한 것뿐인데, 결과적으로는 어머니를 더 괴롭게 만들어 버렸으니 말이죠. 그때 '만남의 장소'에 왔더라면 좋은 조언을 해 드릴 수 있었을텐데 하는 생각이 드네요.

---

[6] 요양 시설에 입소한 뒤, 지금까지 했었던 일, 하고 싶은 일이 없어지면 몸도 정신도 그 기능이 급격하게 쇠약해진다. 이것을 '폐용성 증후군'이라고 부른다. 이 증후군이 생기기 전에 반드시 눈에 빛이 없어지며 표정을 점점 잃어가기 때문에 시설에 문병을 가면 반드시 할아버지 할머니의 표정을 잘 관찰하길 바란다.

나가 딸은 10년 동안 열심히 간병했습니다. 하지만 남은 건 '거기에만 안 보냈더라면' 하는 후회뿐이지요.

마루 집에서 부양한다는 게 그런 거에요. 아무리 열심히 해도 마지막에 후회가 남으면 모든 노력이 실패로 돌아가죠. 저도 전에 말씀드린 대로 가족 3명을 떠나 보냈을 때의 안타까움, 분함, 그리고 '그때 더 잘했더라면 좋았을 걸' 하고 생각했기 때문에 '만남의 장소'를 시작한 거예요. 가족이라는 것은 너무나도 소중한 존재이기 때문에 귀찮고 힘들더라도 끝까지 돌봐 주고 싶은 것입니다.

요양시설은 호텔이 아니다! 그런 곳에는 들어가면 안 된다

나가 실은 그 어머니가 돌아가신 그 '특양'은 당시에 새로운 시설을 만들기 시작하고 있던 중이었습니다. 그래서 지금까지 있던 베테랑 직원들을 그쪽 시설에 투입하고 있었고, 원래 시설에는 신입 직원들만 있었다는 이야기를 나중에야 듣게 되었죠.

마루 레스토랑 사업과 착각하고 있는 거 아니에요? 조금 인기가 생겼다하면 지점을 내고, 좋은 요리사는 일단 신규 지점에 보내는 거죠. 그래서 이름 있는 시설에 가도 좋을 것이 하나도 없다는 거예요!

나가 저도 요양시설에 왕진을 가면 그렇게 느낍니다. 정말로 유명무실합니다. 이름과 현장의 실정에 격차가 보이는 것은 병원뿐만이 아니란 생각이 들었습니다. 고급 유료 노인시설은 특별양호노인홈(특양)보다 더 합니다. 직원들의 기본적인 마인드가 비즈니스니까요. 돈 냄새가

코를 찔러요.

마루 정말 이 책의 제목대로 《할매할배, 요양원 잘못가면 치매가 더 심해져요》입니다. 한 번 잘못 정하면 큰일 나는 거예요.

나가 잘못 정하는 일이 없도록 하기 위해서 가족들이 어떻게 해야 한다고 생각합니까?

마루 먼저, 견학을 해 두는 것이죠.

나가 이런 시설은 선택하지 않는 것이 좋다는 포인트가 있습니까?

마루 그거야 너무 많아서 다 이야기할 수 없을 정도예요.

나가 자, 그럼 그중에서 서너 개 정도 추스르면 어떻습니까?

마루 요양시설 견학 포인트의 첫 번째, 약속 없이 갑자기 찾아간다. 그리고 입소자의 식사시간을 노린다.

나가 과연 불시에 찾아가서 꼼짝 못하게 하는 거군요.

마루 '예약을 하지 않은 분께서는 견학을 하실 수 없습니다.'[7]라고 문전박대하는 곳이라면 이쪽에서 먼저 사양입니다. 그리고 직원하고 입소자가 따로따로 식사하는 곳도 권유해 드리고 싶지 않네요.

나가 옳은 이야기입니다. 견학은 무조건 예약제이기 때문에 그 시간에만 평소와 전혀 다른 응대를 하는 시설이 있습니다. 마치 고급 호텔처럼 입구에 시설 직원이 한 줄로 쭉 서서 '어서 오십시오.'라고 인사를 하는 곳은 정상적인 곳이라고 말하기는 힘듭니다. 그러한 응대를 받아도 실제로는 입소자들이 어떻게 생활하고 있는지 좀처럼 알 수 없으니.

---

7) 이름 있는 요양시설일수록 한 달에 2~3번 견학회를 연다. 시설 중에는 무료로 점심이 제공되는 곳도 있다. 예약 없이 찾아가면 입소자에게 피해를 줄 수 있다거나 프라이버시 침해가 될 수 있는 이유로 99% 거절당할 수 있다.

마루 두 번째, 이유도 없이 너무 조용한 시설은 안 됩니다. 사람들이 모여 있는 곳에서 들릴 법한 왁자지껄한 소리가 들리는 곳이 좋아요. 텔레비전 소리밖에 들리지 않는 시설은 의심해 봐야 해요.

나가 어르신들이 모두 눈을 게슴츠레 뜨고 앉아 있다는 것은…….

마루 약으로 얌전하게 만들어 놓은 거죠. 아마 눈빛도 죽어 있을 거예요. 이 얘기가 나온 김에 말씀드리자면, 세 번째로 대부분의 입소자가 휠체어에 앉아서 생활하고 있는 곳은 안 됩니다. 제대로 걸을 수 있는 입소자가 거의 없는 곳도 같은 이유에요. 제 발로 걸어서 시설에 들어온 부모님을 단 한 달 만에 휠체어 신세를 지게하고 싶습니까?

나가 일단 휠체어 신세를 지게 되면 근육이 점점 줄어들어 와상 상태 생활로 접어들게 되기까지 수개월밖에 걸리지 않는다는 것은 앞에서도 이야기했습니다.

마루 네 번째, 식사하는 장면을 유심히 살펴라!

직원이 큰 숟가락으로 입에 음식을 억지로 넣어 먹여 주는 곳은 절대 들어가면 안 돼요. 이용자가 자기 입으로 밥을 못 먹게 된 건 어쩌면 요양시설 때문일지도 모른다는 의심을 해 봐야 돼요. 아무리 시간이 오래 걸려도 본인들의 속도에 맞춰서 천천히 먹게 하는지, 그리고 맛있게 먹고 있는지? 인생의 마지막에 남는 것은 먹는 즐거움이에요. 그 즐거움을 빼앗아 가는 곳은 생활 전부를 빼앗아 가는 곳이라고 해도 과언이 아니에요. 도대체가 대부분의 시설 음식은 너무 맛이 없어요! 그리고 최근에는 큰 배달 업체에 도시락을 주문하는 시설도 있어요. 이런 경우 음식이 식어 버리기도 하고, 음식의 풍미도 없어져 버려요. 소독약 냄새가 나는 식은 도시락이 맛있을 리가 없어요.

나가 아! 저한테도 한 가지 있습니다. 터미널 케어[8]를 경험해 본 직원이 있는가 없는가? 노인시설에서 일하면서 한 번도 '죽음'을 본 적이 없는, 보는 것을 두려워하는 직원이 늘어나고 있습니다. 제 입장에서 말씀드리자면 시설의 터미널 케어 상황은 심각한 수준입니다. 요양시설을 마지막 거처로 정했다면 입소자에게는 그곳에서 죽을 권리가 있다고 봅니다. 그런데 아무것도 모르는 직원이 멋대로 구급차를 불러서 가능했던 평온사가 불가능하게 되어 버리는 경우가 많습니다.

마루 그러니까 '이 시설에서는 정말 터미널 케어를 받을 수 있습니까?'라고 물어봐도 괜찮다는 말씀이세요?

나가 네, 맞습니다. 꼭 물어보시길 바랍니다. 또 어떤 의사가 돌봐 줄 수 있는지도. 만약 싫은 내색을 한다면 아웃입니다.

마루 호텔하고 요양시설은 달라요. 외관이 훌륭하다거나 경치가 좋다는 그런 이유로 가족을 맡겼다간 후회하기 십상이죠. 호텔인 것처럼 팸플릿에 선전 문구로 '귀빈 대접'이라고 지껄이는 시설은 말이죠, 제 표현으로 말하자면 '속 빈 강정'이에요.

나가 '화이부실華而不失'이라고도 할 수 있지요. 가족은 시설을 고르는 안목을 길러야 합니다.

---

8) 터미널 케어 : 종말기의 간호 또는 임종기의 간호를 의미한다. 몇 주 또는 몇 개월 내에 사망이 예측되는, 치유의 희망이 없는 말기 환자에게 치료가 아닌 간호를 중점적으로 행하는 의료의 한 가지 방법.

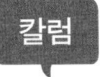

요양시설에서 평온사 할 수 있을까?

나가오 히로유키

● 요양시설에서 '평온사'는 어렵다?

의료기관뿐만 아니라, 요양시설에서도 평온사에 대한 강연 의뢰를 많이 받는다. 특별양호노인홈(특양), 그룹 홈, 소규모 다기능, 고령자 주택, 유료 노인시설 등에서다. 개호를 하는 장소는 병원과 재택뿐만이 아니다. 요양시설도 간병의 장소로서 부각되고 있다. 이 장소들은 광범위한 의미로서의 '재택'이라고 할 수 있다. 후생노동성에서는 '간병 가산'을 지급해 양질의 간병을 기대하고 있지만, 그 실태는 어떤가?

나는 현재 몇 군데의 요양시설에서 재택 의사로서 일하고 있다. 2012년 새해 첫날, 한 요양시설에서 시작한 간병의 상태에 대해서는 나의 저서 《평온한 죽음》의 첫머리에 기술한 내용과 비슷했다. 마침 이틀 전에 시설 직원과 가족을 모아 놓고 종말기 의료와 간병에 대한 강연을 마쳤을 때였다. 어르신 한 분이 돌아가셨는데 직원은 가까이 다가가지도 못하고 사시나무 떨 듯 떨고 있었다. 그 시설의 책임자는 시설에서 사람이 죽는 것을 한 번도 본 적이 없다고 고백했다. 그 시설은 10년 이상이나 돌아가실 것 같은 어르신을 병원으로 떠넘기고 있었다. 기업에서 운영하는 시설의 경우 병원으로의 이송하라는 상부의 지시가 있기도 한다.

인턴과 함께 말기 암 환자의 재택 의료 현장을 둘러보다 보면 반드시 받는 질문이 있다. '나가오 선생님, 집에서 간병하다가 경찰에 안 잡혀갑니까?', '임종 직전에 사용되는 약은 어떤 것입니까?' 이 두 질문을 받으면 의대에서 도대체 무엇을 배워 왔나 하는 생각이 든다. 병에 대해서는 6년 동안 배우지만, 간병에 대해서는 1분도 배우지 않고 의사가 되는 것이다. 재택 의료를 막 시작했을 때 동료 의사에게 이런 질문을 자주 받았다.

"나가오 선생님, 재택 의료로 소송당하는 일은 없습니까?" 이 질문만 들어봐도 재택 의료는 의사에게도 어려운 일이다. 그런데 이런 어려운 일을 복지시설에서는 의사도 간호사도 없이 직원들만으로 행하고 있다. 얼마나 곤란한 상황에 많이 처해질지 쉽게 상상이 된다.

• 간호 직원이나 촉탁 의사가 서명하는 '간병 동의서'란?

작년에 일본 재택의학회에서 주최한 시민 공개강좌 '시설에서의 간병을 생각하다'의 의장을 하면서 놀란 경험이 있다. 어느 시설에서는 야근 중 말기 간호를 해야 하는 상황이 오면 해당 직원에게 반드시 동의서를 받는다고 것이다. 직원들은 자신의 차례가 돌아오지 않기를 기도한다고 한다. 그 스트레스가 너무 커 직원이 PTSD심적 외상후스트레스장애를 앓아 노동 분쟁으로 이어질 가능성도 있기 때문에 동의서는 꼭 필요하는 것이다. 이러한 현실은 시설에서의 말기 간호가 얼마나 민감한 문제인지 상징적으로 보여 주고 있다.

또 다른 시설에서는 직원들은 간병에 적극적인데 반해, 정작 중요한 촉탁 의사가 말기 간호를 반대해서 평온사의 방해 요인이 되고 있다는 것이다. 그 결과, 촉탁 의사가 '간병 동의서'에 서명을 하지 않으면 간병을 할 수 없다는 이야기를 듣고 할 말을 잃었다. 이것은 평온사를 논할 이전의 문제라고 본다. 종말기 의료와 말기 간호에 대처하려 하지 않는 의사가 요양시설이나 노인시설에서 촉탁 의사를 하고 있는 현실을 반성해야 할 필요가 있다고 생각한다.

- **간이용 AED 기계의 요양시설 보급화**

　수년의 역사가 있는 어느 요양시설에서 내가 처음으로 말기 간병을 했을 때 일이었다. 호흡이 멈췄다는 연락을 받았고 1시간 정도 걸려 시설에 도착했다. 방문을 열었을 때 깜짝 놀랐다. 거구의 남자 직원이 왜소한 할머니 위에 올라타 심장 마사지를 하고 있었다. 땀 범벅이 된 채 헉헉거리며 1시간이나 마사지를 하고 있었다는 것이다. 마사지를 멈추게 하니 그 큰 손 밑에서는 AED가 나왔다. 전날 있었던 간호 강좌에서 평온사에는 심장 마사지나 AED는 필요 없다고 말하는 것을 잊어버렸는데, 설마 이러한 사태가 벌어질 것이라고는 상상도 못 했다.

　다른 요양시설에서는 임종이 가까워진 환자의 산소포화도 등의 바이탈 사인맥박, 호흡, 혈압, 체온 등을 밤중에도 1시간 간격으로 체크해, 메일과 팩스로 보내온다. 그들은 의사인 우리보다 '기다리지 못한다.' 이른 아침, 호흡이 곤란하다는 이유로 전화가 걸려와 급하게 찾아갔더니 임종이 다 되어 쇠약해진 어르신이 평온하게 잠들어 있는 것을 보고 있던 요양시설 직원이 산소포화도가 좋지 않다고 연락을 한 것이다. 그냥 보고 있는 것이 괴롭다며 과호흡증후군이 오는 직원도 있다.

　그리고 또 다른 요양시설에서는 임종이 가까워진 환자의 산소포화도가 87%밖에 되지 않는다는 이유로 새벽에 호출을 했다. "죽기 전에는 혈압이나 산소포화도가 낮아지기 마련입니다."라고 설명을 해줘도 내가 아무런 조치를 취하지 않는 것에 대해서 좀처럼 이해해 주지 않는다. 결국, 요양시설 직원은 울면서 이렇게 말했다. "선생님, 바이탈 사인맥박, 호흡, 혈압, 체온 등이 너무 안 좋아서 못 돌봐 드리겠어요."

　최근 많은 요양시설에서는 바이탈 사인의 체크를 적극적으로 시행하고 있으며, 간이용 AED 기계를 설치하고 있다.

그럴 시간이 있으면 환자를 따뜻하게 만져 주라고 말해도 도무지 이야기가 통하지 않는다. 요양 현장은 심각한 바이탈 사인 의존증에 빠져 버리고 말았다. 이러한 현실은 '평온사'와 반대의 길을 향해 가고 있다.

- 케어 회의를 요양 종사자가 평온사에 대해 이해할 수 있는 장으로

최근, 재택 의료에 종사하고 있는 의사들에게 개호 복지사가 어떤 직종인지 아냐고 물어보면, 아는 사람이 한 명도 없었다. '사회복지사'나 '헬퍼'에 대해서도 자세히는 잘 모르겠다는 의사가 대부분이었다. 또, 어느 암 센터에서 재택 의료에 대해서 강연했을 때는 한 의사에게 케어매니저와 헬퍼가 어떻게 다르냐는 질문을 받기도 했다. 의료 종사자는 요양 종사자에 대해 관심이 별로 없고, 요양 직종이 어떤 직종인지도 잘 모르는 것이 현실이다.

시설이나 재택에 있어서 환자의 평온사를 실현시키기 위해서는 요양 종사자와의 연계가 불가피하다. 그러나 전술한 바와 같이, 요양시설 직원의 간병에 대한 불안함은 우리 의료인들의 생각하는 것보다 훨씬 크다. '기다리지 못하기' 때문에 결국에는 구급차를 부르는 경우가 많다. 재택에서도 가족이 '기다리지 못하고' 시설이나 병원으로 다시 이송하는 경우도 마찬가지이다. 시설이나 재택에서의 간호를 추진하기 위해서는 요양 종사자의 평온사에 대한 이해가 시급하게 필요하다.

이러한 생각으로 전국을 돌며 노력하고 있지만 전혀 진전이 없다. 각 지역의 의사회醫師會와 재택 의사가 앞장서서 요양 종사자를 위한 종말기 의료와 말기 간호에 관한 강좌를 정기적으로 시행할 필요가 있다. 또한, 일상적으로 열리는 케어 회의나 지역 회의에서도 간병에 대한 대책을 제대로 생각해야 할 필요가 있다. 앞으로 더욱 활발하게 실시될 '의료와 요양의 여러 직종과의 연계'에서 '평온사'에 대한 논의가 필수 조건이 되기를 바란다.

Chapter
09

마지막은 집에서
보내 드리고 싶지만
사회가 용납하지
않는 현실

Chapter 09

마지막은 집에서 보내 드리고 싶지만
사회가 용납하지 않는 현실

인지증 환자의 철도 사건으로 유가족에게 내려진 720만 엔의 배상금 청구 명령

마루 언젠가 이런 사고가 일어날지도 모른다는 생각은 하고 있었는데, 정말 사고가 터지고 말았네요. 나고야에서 인지증에 걸린 91세 할아버지가 전차에 치여 사망한 사건이요.[1]

나가 아, 그 사건이요. 나고야 지방법원이 그 유족들에게 전철 지연 등을 이유로 배상금 720만 엔을 JR도카이에게 지급하라는 명령을 내렸

---

1) 이하, 닛케이신문(2013년 8월 10일자)의 보도에서 발췌.
"인지증에 걸린 남성(당시 91세)이 선로로 난입해 전철과 충돌해 사망 사건으로 가족의 안전 대책이 불충분했다는 이유로 JR도카이가 유족들에게 열차가 지연된 것에 대한 손해 배상을 청구했다. 나고야 지방법원은 9일 남성의 아내와 장남에게 약 720만 엔에 해당하는 청구 전액을 지급하라는 명령을 내렸다. 판결에 의하면 남성은 2007년 12월 아이치 현 오부 시의 쿄와역의 선로에 들어가 도카이도 본선의 열차와 충돌하여 사망했다. 이 남성은 같은 해 2월에 '항시 개호가 필요하다.'라고 여겨지는 '인지증 고령자 요개호 4'를 진단받았다. 우에다 재판장은 동거자인 아내가 잠시 눈을 뗀 사이에 남성이 밖으로 나간 이유로 사고가 발생하였으므로 '아내는 남편의 감시를 게을리한 과실이 있다.'라고 인정했다. '분가하여 따로 사는 장남에 대해서도 감시할 의무가 있음에도 배회를 방지할 적절한 조치를 취하지 않았다.'라고 지적했다. 남성의 가족은 어머니는 당시 85세로 항시 감시하는 것이 불가능하다고 주장했으나 우에다 재판장은 개호 헬퍼를 고용하는 등의 조치를 취하지 않았다고 지적하고 '남성의 개호 체제는 개호자가 항상 눈을 떼지 않도록 하는 것이 전제로 되어 있으며, 과실의 책임을 회피할 수 없다.'라고 했다."

습니다. 이 판결에 대해서는 저희 의사들 사이에서도 지금까지 많은 의견이 오가고 있습니다.

마루 배상금 720만 엔……. 의사로서 나가오 씨는 어떻게 생각하세요?

나가 금액 자체는 타당한 액수라고 봅니다.

마루 어머? 너무 많다고 생각하지 않으세요?

나가 전례가 있는 거 아닐까요? 예를 들면, 자살을 목적으로 선로에 뛰어든 사람의 유족이 지금까지 그 정도의 배상금을 지급해 왔을 수 있죠. 사망의 이유가 인지증이라는 이유로 배상금의 액수가 낮아진다면 그것 또한 말이 안 되는 이야기이지 않습니까.

마루 그렇군요. 같은 사고이니 사고를 일으킨 사람의 병명에 따라 배상금을 바꾸면 안 된다는 거군요.

나가 여기서 문제는 금액에 대해 운운하는 게 아니라, 그것을 누가 지급하는가에 있다고 생각합니다. 유가족에게 지급하라는 건 너무 잔혹합니다.

마루 그럼, 누구에게 지급 명령을 내려야 하는 거죠?

나가 아마 사람들마다 의견은 다를 겁니다. 이것은 사고니까요. 저의 이상론을 말씀드리자면 자동차보험같이 '인지증 사고 보험'과 같은 것을 만들어야 한다고 생각합니다. 인지증에 걸린 사람과 가족이 이러한 사고를 당했을 때 서로 도움을 받을 수 있는 보험[2]을 필요로 하지 않을

---

[2] 사고 보험은 물론이고 주택 대출금의 상환이나 생활비로 힘들 경우에도 거의 대부분 인지증에는 대처해 주지 않는 것이 일본의 현실이다. 생명보험의 경우, 심각한 장애 상태임이 인정되면 주택 대출금의 면제나 사망했을 때와 같은 금액의 보험금이 지급되는 상품이 많이 있지만, 인지증으로 인정되는 경우는 아직 많지 않다.

까요. 빨리 만들어졌으면 좋겠지만 당분간은 힘들겠지요. 아니면 개호 보험 제도 안에서 이런 상황에 대응할 수 있는 시스템을 만드는 것이 가장 현실적인 방법일지도 모르겠습니다.

이 사건은 인지증 고령자 462만 명을 포함해, 경증 인지장애자 400만 명이라는 시대를 맞이한 지금, 국민 전체가 함께 생각해야 할 문제입니다. 내일이라도 자신의 가족에게 일어날지 모르는 일입니다. 갑자기 철도회사에서 720만 엔(약 7,200만 원)이라는 배상금을 청구 당하게 된다면 대부분 가정의 가계가 흔들리게 될 겁니다.

나가 맞는 말씀입니다. 제가 이 사건을 알게 됐을 때, 제일 먼저 든 생각은 유가족 다음으로 담당 의사를 고소하는 건 아닐까 하는 걱정이었습니다. '할아버지를 충분히 집에서 돌봐 드려도 괜찮습니다.'라고 장담을 한 의사에게도 책임을 물을 수 있습니다. 실은 인지증의 재택 의료는 항상 이러한 위험성을 품고 있습니다.

마루 그렇다고 해서 이 사건을 계기로 사람들이 '당장 우리 집에도 닥칠지 모르는 일이야. 혹시라도 사고를 내서 소송이라도 당하면 감당할 수 없다. 역시 집에서 돌보는 것은 위험하니까 시설에 보내야 해……'라는 식의 생각을 갖게 된다면 정말 슬픈 일이에요. 저는 우리 사회의 이런 움직임이 너무 걱정스러워요.

나가 이 철도 사건으로 돌아가신 할아버지는 요개호 4였고, 85세의 아내와 둘이 살고 있었다고 합니다. 그리고 사건 당일에는 장남의 며느리도 간병하기 위해 집에 와 있었는데, 아내와 며느리가 잠깐 한눈을 판 사이에 할아버지가 문을 열고 밖으로 나가 버린 것입니다. 장남은 요코하마에 살고 있었습니다. 하지만 이 장남은 가족회의를 열어서 간병 방침을 정했고 장남이 '실질적인 책임자'였습니다. 그렇게 때문에 이 부분에 대해서는 재판에서 인정할 수밖에 없었습니다.

마루 결국, 멀리 사는 장남이군요.

나가 그렇습니다. 이번 배상 책임을 묻게 된 것은 85세의 요개호 1 아내와 요코하마에 사는 장남이었습니다. 재판소는 판결 이유를 이렇게 설명했습니다. '장남은 책임자임에도 불구하고 인지증이 진행되고 있는 아버지의 간병인을 고용하는 등 재택 개호를 위한 적절한 대책을 취하지 않았다. 85세의 아내도 남편의 감시를 게을리했다.'라고요.

마루 85세의 요개호 1 할머니에게 그런 판결을 내리다니 말도 안 돼요. 사법이 모두 책임을 유가족에게만 물으려고 한다는 것에 너무 화가 나요. 결국, 인지증에 걸리면 어딘가에 가둬 놓고 감시를 게을리하지 말라고 나라에서 지시하는 것처럼 밖에 안 들려요.

나가 장남은 이 판결에 대해서 이렇게 코멘트를 했습니다. '판결에서 지적한 사항을 전부 철저하게 지킨다고 하더라도 한시의 틈도 없이 감시한다는 것은 불가능합니다. 문을 자물쇠로 잠그거나 시설에 보내는 방법뿐입니다. 아버지는 집에서 행복하게 생활하고 계셨는데, 그 생활을 빼앗아 버리는 것입니다.'

그러니까 가족도 이 사고의 판결이 나쁜 전례로 남게 되는 것을 용납할 수 없는 것 같았습니다. 저는 이 아드님이 법정에서 끝까지 잘 싸워 줬으면 합니다. '인지증을 정신병원에서 지역으로 돌려보내자.'라는 움직임에 찬물을 끼얹지 못하도록 말입니다.

마루 멀쩡하게 재택에서 즐겁게 생활하고 있던 사람을 감금하기 전에 마땅히 해야 할 일이 있지 않을까요? 나가오 씨가 말씀하신 것처럼 보상받을 수 있는 사회 시스템을 만들어 줬으면 좋겠어요. 간병하는 가족만 탓하는 판결은 정말 말도 안 돼요. 그리고 '개호보험'의 중심은 케어매니저이지만 '간병'의 중심은 역시 가족이에요.

나가 모처럼 재택 의료와 간병이 잘 되어가도 주변의 불평, 불만이 재택 간병을 어렵게 만드는 사례는 자주 볼 수 있습니다.

만약 당신 옆집에 인지증 환자가 산다면

마루 이웃집 사람들이 항의하는 목소리죠.

나가 저는 지금 단독주택에서 혼자 살고 있는 인지증에 걸린 할아버지를 담당하고 있습니다. 원래는 그림을 그리셨던 분으로 온화한 성격의 할아버지죠. 하루에 두 번 케어매니저가 방문해서 식사 준비를 해 드립니다. 약도 밥도 혼자서 잘 드실 수 있고 특별히 문제가 있는 분은 아니었죠. 그런데 얼마 전, 제가 왕진을 끝내고 할아버지 집에서 나오는데, 지나가던 아주머니에게 붙잡혀 이런 부탁을 받았습니다. '저기 사는 할아버지 치매 들었다면서요? 불이라도 내면 어쩐대요? 집에 혼자 두면 위험해요. 아니 선생님, 의사라면서요? 저 할아버지 어떻게 빨리 좀 입원시켜 주세요!'

마루 그 할아버지 집에서 가스나 불 단속은 당연히 잘하고 있겠죠?

나가 물론입니다. 헬퍼가 방문하여 요리할 때만 가스를 쓰고, 할아버지는 그 요리를 데워 먹을 때 전자레인지를 사용하고 있습니다. 목욕도 혼자서는 못하시고요. 제가 이렇게 설명을 해도 그 아주머니는 무슨 일이라도 나면 어쩌냐며 들으려고도 하지 않았습니다. 가끔 오밤중에 큰 소리를 내는 것도 무섭다면서요…….

지금 할아버지에게 나타나고 있는 주변 증상에서 폭력성은 전혀 보이지 않습니다. 배회 증상도 없고요. 하지만 100% 안심할 수 없는 것이 화재나 사고 같은 문제입니다. 아무리 조심해도 일이 터지려면 터지게 되어 있습니다. 그러니까 저도 이웃 사람들에게 이 사람은 절대로 안전하다고 말하진 못합니다.

마루 그 사람들은 옛날부터 같은 동네에 사는 이웃들인가요?

나가 네, 전부 수십 년 넘게 그 동네에 살고 있는 사람들입니다. 그런데 옛날부터 사이가 별로 안 좋았던 것 같습니다. 할아버지의 친한 친구 분들께서는 거의 다 돌아가셨고, 남자 혼자서 살면서 이웃과 어울리기도 쉽지 않았을 겁니다.

마루 배회에 대한 이야기를 했을 때도 말했지만 '이웃 문화'가 없어진 것이[3] 인지증 시대를 더 힘들게 만들고 있는 것 같아요. 만약 밤중에 할아버지가 큰 소리를 내면 무슨 일이냐며 먼저 찾아가 봐 주는 게 본래 이웃의 도리라고 생각하는데요, 그게 참 어려운 시대인 것 같아요. 그중 제일 해서는 안 되는 일이 본체만체하는 거예요. 치매 들고 나서 서러움을 당하지 않으려면 건강할 때 인간관계를 잘 맺어두는 것이 포인트에

---

3) 만약에 이웃 중에 혼자 사는 어르신이 있는데 인지증 증상이 보이기 시작한 것 같다면 민생위원에게 상담해 보는 방법이 있다. 시·군·도의 민생위원 창구에서 상담을 받아, 가족의 유무를 확인하거나 지역 전체에서 서로 의논할 수 있도록 하는 것이 이상적이다.

요. 이웃뿐만 아니라 가족도요.

나가 그 사람의 성품을 모르기 때문에 무서운 겁니다. 만약 옆집에 인지중에 걸린 사람이 산다면 먼저 어떤 상태인지 알고자 하는 자세가 중요합니다. 혼자 사는 인지중 환자는 거의 없을지 모르겠지만, 가벼운 인지중 증상을 보이는 환자 중 낮 시간을 집에서 혼자 보내고 있는 경우가 의외로 많습니다. 옆집 사람이 어떻게 생활하고 있는지를 알게 되면 쓸데없는 불안감도 사라질 것입니다. 먼저 남을 챙기고 돌보려고 하는 것이 진정한 '지역 포괄 케어'[4]라고 생각합니다. 실제로 혼자 사는 인지중 환자가 문제없이 생활하는 경우에는 이웃들과 사이 좋게 지내는 케이스가 압도적으로 많습니다.

마루 내일은 내가 신세를 지게 될 수도 있는 거예요. 이웃 모두가 그리고 지역 모두가 서로서로 돌보는 것은 당연한 거예요. 그래서 요새는 일부러 '지역 포괄 케어'라는 것을 만들어 놓지 않으면 안 된다는 현실이 슬플 뿐이에요.

나가 인지중에 걸린 본인뿐만이 아니라 그 가족도 이웃의 말 한마디에 얼마나 큰 위로를 받는지 모릅니다. 그저 "안녕하세요."라는 인사 대신 "힘든 일이 있으면 말씀하세요."라는 말 한마디면 됩니다. 인지중 환자가 있다는 것을 이웃이 이해해 주고 있구나 하고 느끼는 것만으로도 스트레스가 확 줄어들 겁니다.

마루 동료 중에 곤도 마코토라는 대단한 분이 있죠?

---

4) 지역 포괄 케어 : 베이비 붐 세대가 75세 이상이 되는 2025년을 목표로 개호를 필요로 하는 고령자가 살고 있던 재택과 지역에서 계속 살 수 있도록 의료와 개호, 개호 예방, 주거, 생활지원 서비스 일체를 제공하자는 후생노동성이 제정하고 있는 지역 포괄 케어 시스템을 말한다. 그러나 국가가 각 시·도·군에게 책임을 전가하고 있다고 여겨지는 면도 있어, 지역에 따라 개호의 질에 큰 차이가 생기게 될 우려가 있다.

곤도 마코토라는 대단한 사람이 있어

나가 마루오 씨, 독자들은 그 이름만 들으면 100% 착각할 거예요. 그 유명한 '가짜 암'을 제창한 분과 동성동명이지 않습니까(웃음). 이 분은 '암'이 아니라 인지증에 대해서 열심히 연구하고 있는 분입니다.

마루 맞아요. 에히메 현 사이죠 시의 공무원인데 공무원답지 않게 과격하시죠. 하지만 정말 좋은 분이에요. 간병 케어의 프로이고요. 직책은 고령개호과의 부과장이에요. 2013년에는 나가오 씨가 주최하는 시민포럼에서 두 번 정도 아마가사키에 와서 강연했어요.

나가 이 분도 인지증을 어떻게 이해하는지에 대해 강연을 하고 있습니다. 곤도 씨의 이야기 중 가장 감명 깊었던 것은 '개호'가 아니라 '쾌快호'을 하자는 이야기였습니다. 인지증이 심해져 가면 기억을 전부 잃는다고 생각하지 쉽지만 실은 그렇지 않습니다.

마루 몇 시간 전에 있었던 일을 금방 잊어버리는 자신에게 실망하고 두렵기도 하고, 또 고독해지기도 하지요.

나가 곤도 씨 자신도 인지증에 걸린 아버지를 집에서 부양한 부양가족이었습니다. 곤도 씨는 얼마 전 저에게 아버지의 일기장을 보여 줬습니다. 필사적으로 메모를 하려 했던 것이 느껴져 울컥했습니다. 그리고 그 글에는 불안한 마음이 그대로 묻어나 있었습니다. 그리고 자신이 무너지고 있다는 것을 전부 알고 있었습니다.

마루 감정이나 감각은 오히려 더 민감해져요. 인지증 환자는 뇌에서 기억의 중추 역할을 하는 해마[5]뿐만 아니라, 감정을 지휘하는 부분인 편도체[6]라는 곳에도 이상 증세가 생긴다고 해요. 그런데 본인은 아직 할 수 있는 게 있다고 생각하죠. 하지만 이마저도 주위 사람들은 치매 들었다며 아무것도 못하게 하고 그래서 불안한 마음은 더욱 커져가는 거죠. 곤도 씨는 아버지의 그런 마음을 알게 된 거예요. 인지중은 '기억을 잊는 것'이 아니라 '새로운 것을 기억하지 못하는 것'이라는 것이 곤도 씨의 지론이에요. 옛날부터 해 왔던 일은 옆에서 도와주면 앞으로도 할 수 있을 거예요.

나가 역시 '기다리는 힘'이 부양가족에게는 꼭 필요한 것 같군요.

마루 인지중이 진행되면서 한쪽 팔을 못 움직이게 되더라도 남은 한쪽 팔을 사용해서 자기 힘으로 옷을 갈아입도록 해야 해요. 시간이 걸리니까, 못 기다리겠으니까 그냥 내가 해 주고 말지! 하는 식으로 생활력을 빼앗아 가는 건 간병인의 이기적인 생각이에요.

나가 '쾌快병'이라는 표현 정말 좋은 말인 것 같습니다. 환자의 마음의 불안하게 하는 것이 아니라 유쾌한 감정을 남길 수 있도록 간병을[7] 하자는 것이지요.

---

5) 해마 : 뇌의 대뇌변연계의 일부이다. 인간이 살아가는 데에 있어서 아주 중요한 기관이며, 눈이나 귀로부터 받아들이는 정보가 여기서 처리되어 사물로써 기억된다. 알츠하이머형의 인지증에 걸리면 해마가 가장 처음으로 손상을 입는다는 것이 밝혀졌다.
6) 편도체 : 뇌의 측두엽에 존재하는 신경세포의 조합으로 좋고 싫음, 희로애락 등의 기억을 담당한다. 감정이 수반되는 기억은 잊히기 어렵다고 알려져 있다. 알츠하이머형의 인지증에 걸린 사람의 편도체는 해마와 마찬가지로 위축한다고 알려져 있으며 어떤 현상이나 사건은 잊어버려도 감정에 관련된 사건의 기억은 남아 있기도 한다
7) 곤도 마코토 씨(에히메 현 니시죠 시 고령간병과)의 지론이다. "개호보험의 이념은 자립 지원과 존엄의 유지에 있다. 자립지원이란 본인이 무언가 하고 싶다는 감정을 잃어버리지 않고 하고 싶은 것을 할 수 있도록 지원하는 것이다. 인지증 환자는 유쾌함과 불쾌함이라는 감정이 마지막까지 남는다. 본인의 마음을 유쾌하게 유지할 수 있도록 돕는 케어 = '快호'를 하기 위해서는 주위의 상황이 아니라 본인을 중심으로 한 생활을 생각하는 것이 필요하다."

마루 '쾌快병'이 '쾌호快護'가 된다면 더욱 좋을 텐데 말이에요. 본인에게도 간병인에게도 서로가 유쾌한 감정을 가질 수 있도록요. 부양을 하다 보면 여러 가지 깨달음을 얻을 수 있죠. 할아버지 할머니에게 많은 것을 배울 수 있다는 마음가짐을 갖게 된다면 그게 바로 '쾌호快護'인 거죠. 인지증에 걸렸어도 할 수 있는 일, 하고 싶은 일이 많은데 그걸 못하게 막으니 흥분하는 거죠. 어떤 조사에 따르면 인지증으로 뇌에 이상이 생기는 부분은 단지 5%라고 해요. 나머지 95%는 정상이라는 설도 있고요.

나가 곤도 씨가 강연을 위해 아마가사키에 왔을 때, 그 강연에 참가한 사람들과 그룹 워크를 했습니다. 테마는 '당신의 이웃 중에 다음과 같은 사람이 있습니다. 당신이 할 수 있는 일은 무엇이라고 생각합니까? 88세의 여성으로 25세에 결혼한 뒤 쭉 이 동네에 살고 있습니다. 남편과는 5년 전에 사별하고 자식은 아들 둘이 있지만 히로시마와 오사카에 살고 있기 때문에 독거 중입니다. 허리와 다리 상태가 안 좋고, 마땅한 교통수단도 없기 때문에 외출 기회도 줄고 있습니다. 원래의 성격이 사람들을 챙기거나 이야기하는 것, 집안일 하는 것을 좋아하는 분으로 특히 요리와 바느질 솜씨가 아주 좋았다고 합니다. 요즘은 집에서 나오지를 않아서 동네에서 마주칠 기회가 별로 없고, 집 주위에는 잡초가 무성하며, 분리수거를 틀리게 하는 일이 잦아 인지증이 의심됩니다.'

곤도 씨는 사람들이 인지증에 대해 토론하고 고민해 봐야 할 법한 질문을 몇십 개씩 만들어 전국을 돌며 그룹 워크를 하고 있는 것입니다.

마루 어떤 것도 정답은 없어요. 내가 할 수 있는 게 뭘까? 그리고 상대방이 무엇을 원할까? 하는 것을 생각할 수 있는 좋은 기회예요. 예를 들어, 분리수거 날에 할머니 오늘은 분리수거 하는 날이에요. 혼자 하실 수 있으세요? 웃으면서 인사를 하러 가는 것만으로도 충분히 훌륭한 행동이지요.

나가 곤도 씨의 이야기를 듣고 있으면 정말 우리 의사들이 인지증에 대해 아는 것이 아무것도 없구나라는 생각이 뼈저리게 듭니다. 오직 약에만 의존하는 의료 현실에 대해 근본부터 다시 생각해 봐야 한다고 생각했습니다. 인지증을 위해 처방한 그 약이 정말 환자를 위한 것인지, 아니면 간병하는 가족이나 요양시설 직원을 위한 것인지. 타인을 위해 할아버지 할머니를 얌전하게 하는 약이라면 먼저 그 사실을 부양자에게 제대로 설명한 후에 처방해야 합니다. 하지만 그렇지 않은 의료인이 너무 많다는 생각이 듭니다.

마루 맞아요. 나가오 씨처럼 인지증에 대해 잘 이해하고 있는 재택 의사는 거의 없어요. 아까 잠깐 이야기 나눈 독거 할아버지 이야기에서도 이웃 주민의 불만만으로도 '더 이상 재택 의료는 힘들 것 같네요. 시설에 입소시킵시다.'라고 금방 포기해 버리는 재택 의사가 너무 많으니까요. 화재와 같은 불의의 사고로 고소당하고 싶지 않기 때문이겠죠.

나가 그런 의사들을 이해 못 하는 것은 아닙니다만, 이러한 문제의 배경에는 의사가 환자와의 신뢰 관계를 제대로 맺고 있지 않다는 점도 있습니다. 저는 인지증은 사회적인 입장에서 보면 뇌의 질병이 아닌 관계성의 질병이라고 생각합니다. 건망증이 심해지거나 자신이 앞으로 어떻게 될지 모른다는 불안감과 공포감이 근저에 깔려 있으며 사람과의 관계를 잘 이어나갈 수 없게 되죠. 그런 의미에서 인지증이라고 불리는 것은 소위 '질병'이라 불리는 다른 병명과는 전혀 다릅니다. 그리고 약으로 치료할 수 있는 범위도 한정되어 있습니다.

마루 '암'으로 유명한 곤도 씨가 말하는 '가짜 암'[8]은 있을 수 없어도 '가짜 인지증'이라는 것은 있을 수 있다는 거군요.

나가 자꾸 헷갈리니까 이제 곤도 씨 이야기는 그만하시죠(웃음). 병명만 보고 환자는 보지 않는 의사가 너무 많으니까 의사가 인지증 환자와 소통하지 못하는 것은 암과 똑같은 원리라고 할 수 있습니다.

---

8) 자세한 내용은 의료 부정 현상의 대표적인 예로 뽑히는 곤도 마코토 씨의 사건을 사례로 들어 환자에게 있어서의 진정한 이익은 무엇인가에 대해 묻는 나가오 카즈히로 선생님의 책 《의료를 부정하는 책에 당하지 않기 위한 48가지의 진실》을 참조.

Chapter
10

현명한 가족이 되기 위해서 어떻게 해야 할까?

할매할배, 요양원 잘못가면 치매가 더 심해져요

Chapter 10
현명한 가족이 되기 위해서 어떻게 해야 할까?

애당초 인지증이 질병일까? 질병이라고 고지할 필요가 있었나?

마루 작년에 '만남의 장소 사쿠라짱'에 어떤 부부가 찾아 왔어요. 이제 막 60대에 접어든 남편이 '청년 치매'라는 진단을 받았다는 거예요.

나가 65세 미만의 성인이 인지증에 걸리게 되면 '청년 치매'라고 부릅니다. 40대, 50대에 걸리는 사람도 있습니다. 그리고 65세가 넘어가면 청년 치매에서 인지증으로 병명도 바뀝니다. 후생노동성 통계로 보면 전국에서 청년 치매에 걸린 사람은 4만 명 정도 됩니다. 하지만 이 숫자는 정식으로 진단을 받은 사람의 이야기입니다. 실제로는 그 3~4배 정도일 것이라고 추정됩니다.

마루 남편분은 중학교를 졸업한 후 고베의 유명한 기업에 취직을 하였어요.

정년까지 성실하게 근무 했는데, 그 성실함을 인정받아 회사에서 정년 뒤에도 일해 달라는 제의를 받았습니다. 하지만 '이제는 지금까지 저를 뒷바라지해 온 아내와 소중한 시간을 갖고 싶습니다. 아내와 함께 여행을 하고 싶습니다.'라며 회사의 제의를 거절하고 정년퇴직을 했어요. 그런데 퇴사하자마자 사람과 물건의 이름이 생각 안 나거나, 자신이 밥을 먹은 사실을 잊어버릴 때도 있고, 이야기의 앞뒤가 안 맞는 등 치매 증상이 나타났다고 해요. 그래서 병원에 가 보았다는군요.

나가 어느 과에 찾아갔다고 합니까? '건망증 외래'[1]인가요?

마루 맞아요. 요즘에는 건망증 외래가 눈에 띄게 늘어난 것 같아요. 원래 이 과는 정신과인가요? 아니면 내과인가요?

나가 음, 대학병원에서는 정신과 의사가 건망증 외래를 담당하는 경우가 많습니다. 그러나 정신과만으로는 환자의 증상을 다 파악할 수 없기 때문에 요즘에는 뇌신경외과, 신경내과 등 좀 더 영역을 넓혀서 인지증을 치료하고 있습니다. 건망증 외래에 가게 되면 MRI나 CT로 뇌의 위축 상태를 체크할 뿐만 아니라, 갑상선 기능[2]을 포함한 혈액검사, 문진이나 HDS-R The revised Hasegawa's Dementia Scale, 하세가와식 간이 지적 기능 검사[3], MMSE Mini-Mental State Examination, 간이 정신 상태 검사라는 인지증 체크 테스트, 거기에다가 수액 검사까지 합니다. 저희 클리닉에서도 '건망증 외래'를 하고 있습니다.

마루 HDS-R은 몇 가지 질문을 하고 그 대답에 따라 점수를 메기는

---

1) 건망증 외래 : 건망증이 노화 현상에 의한 것인지, 병에 의한 것인지를 진단 및 치료하는 외래. 정신과나 뇌신경외과라는 이름은 찾아가기가 꺼려지기 때문에 가족과 환자 본인의 저항감을 조금이라도 줄이기 위해 건망증 외래라는 이름이 붙여졌다. 병원에 따라서는 '인지증 외래'라고 불리는 곳도 있다.
2) 갑상선 기능 : 갑상선 호르몬의 부족으로 일어나는 갑상선 기능의 저하증과 인지증은 증상이 비슷하게 나타나기 때문에 건망증 외래에서는 갑상선 기능을 체크하고 있다
3) HDS-R : 정신과 의사인 하세가와 카즈오 씨가 작성한 하세가와식 인지증 측정표를 말한다. 현재 인지증 검사를 할 때 어느 병원에서도 반드시 이 검사를 시행하고 있다.

테스트죠? 꽃, 고양이, 기차…… 등의 단어를 읽으면서 외우게 하는 항목도 있죠. 그런 테스트는 아무도 받고 싶지 않을 거예요. 게다가 인지증에 걸린 사람은 낯선 장소에 가면 제대로 해야 한다는 생각에 뇌의 상태가 평소보다 더 명료해지는 경우도 많이 있어요. 그래서 평소에는 할 수 없던 것을 의사 앞에서는 할 수 있게 되거나, 반대로 평소에는 할 수 있는 것을 긴장을 한 나머지 못하게 되는 경우도 있어요. 인지 증상은 진료실 안에서가 아니라 일상생활 속에서 나타난다는 것을 의사들은 알고 있기는 한가요?

나가 인지증에 걸린 분들의 증상은 날마다 아니 하루 동안에도 수도 없이 바뀌기 때문에 진단뿐만 아니라 개호 인정도 매우 어렵다는 것을 매일 느끼고 있습니다. 그런데 저런 테스트가 나라에서 정한 진단 기준이기 때문에 의사들도 어쩔 수 없다는 겁니다.

마루 그리고 남편분은 가벼운 마음으로 받은 '건망증 외래' 검사에서 본인이 알츠하이머형 인지증이라고 진단받고 굉장히 충격을 받으셨어요. 집에 돌아가자마자 인터넷으로 알츠하이머에 대해 찾아보고 앞으로의 자신에 대해 시뮬레이션 해 봤다고 해요.

나가 병과 싸울 수 있는 방법이 암보다 적기 때문에 인지증에 걸린 사람이 미래에 대한 시뮬레이션을 해 본다는 것은 너무 잔인한 일일지도 모르겠습니다.

마루 진단을 받은 다음 날 아침부터 아내와 자식, 손주들의 이름을 잊어버리지 않도록 몇 번이고 노트에 써 보고, 신문의 사설도 매일 쓰기 시작했다고 해요. 하루라도 늦추고 싶어서 오후에는 체력을 단련하기 위해 스포츠센터에 다니기 시작하셨고요.

나가 지금까지 성실하게 일하다가 이제 겨우 아내분과 즐기며 살아보려 했는데 하필이면 이런 일이…….

마루 남편은 '만남의 장소'에 와서 억울하다며 울고, 아내는 자기 앞에서 우는 남편을 처음 봤다며 울면서 이렇게 이야기했어요. "남편이 받는 충격은 아내인 저도 짐작할 수 없어요. 남편은 지금 혼자 스포츠센터에 다니고 있어요. 스포츠센터로 가는 길에 기찻길이 있는데, 거기에서 자살하는 사람이 많아서 자살의 명소로 유명해요. 남편이 충격을 받은 나머지 충동적으로 기찻길에 뛰어들지는 않을까 하는 생각에 같이 가려고 하면 혼자 갈 수 있다고 끝까지 고집을 부리며 나가는 남편의 뒷모습을 볼 때마다 불안해요. 이런 노후가 기다리고 있을 줄 누가 상상이라도 했겠어요." 나가오 씨한테 물어보고 싶어요. 인지증이라고 진단받은 당사자에게 그 사실을 반드시 알려야 하나요? 인지증에 걸리게 되면 불안감이 날마다 커져가요.[4)] 그런데 거기에다가 불안감을 더 보태주는 셈이 되면 어떡하죠?

나가 고지告知의 당위성을 묻기 전에 고지를 함으로 당사자에게 어떠한 유익함이 있을지 의사는 깊이 고심해 봐야 합니다. 저는 암에도 인지증에도 고지라는 표현을 쓰는 것을 싫어하기 때문에 그냥 '설명'이라고 하겠습니다. 저는 환자에게 유익한 설명밖에 하지 않습니다. 예를 들어, '청년층의 인지증'의 경우 한창 사회생활을 하고 있는 사람도 있기 때문에 지금 어떤 상태인지를 알기 쉽게 전달하고 취업지원센터와 같은 곳이 있다는 것도 알려 주기도 합니다. 열심히 설명을 해줘도 질병의 특

---

4) 인지증 환자는 불안 속에서 살고 있다. 기억해 낼 수 없다거나, 혼나는 일이 자주 생기게 되면 혼란스러움을 느끼거나 스트레스를 받게 된다. 불안감이 커져가면 직원(보호자) 옆에서 떨어지지 않으려고 하는 현상도 생긴다. 직원(보호자)이 화장실에 갈 때조차 같이 따라 들어가려고 하는 경우도 있는데 그럴 때는 환자를 내치지 말고 고독감을 느끼지 않도록 대응하는 것이 중요하다.

성상 금방 이해하기 힘들기 때문에 얼마나 알기 쉽게 설명할 수 있는가가 관건입니다.

마루 아내가 의사에게 "왜 가족의 승낙도 없이 본인에게 말씀하셨어요?"라고 항의를 했더니 "알리는 것이 제 방침입니다."라고 했다고 합니다. 있는 정 없는 정 다 떨어졌다고 합니다. 고지를 받은 당사자가 충격에 빠지게 해서 무슨 의미가 있나요? 의사라는 이유로 가족을 그런 잔인한 상황에 놓이게 할 권리가 있나요?

고지라는 단어를 사용하는 의사는 세상이 자신을 중심으로 움직인다고 생각하고 있다!

나가 그런 권한이 있을 리가 없습니다. 고지[5]라는 단어를 사용하는 의사는 결국 환자가 아니라 자신을 중심으로 세상을 보는 겁니다. 그런데 드물게 고지받지 않았다는 이유로 환자나 그 가족이 고소를 하는 경우도 있습니다. 이런 상황에 대한 방어적인 의미가 큽니다. 하지만 이러한 문제도 의사와 환자 간의 신뢰 관계가 잘 형성되어 있다면 문제가 되지 않을 거라고 생각합니다. 일본에서는 어떤 방법으로 전달했을 때 당사자의 충격이 가장 적을지에 대해 고지 전에 가족에게 의견을 묻는 경우가 있습니다. 저는 이 방법이 일본스럽다고 생각합니다. 철저한 개인주의인 미국에서는 절대로 이런 방법을 취하지 않을 겁니다. 애당초 고지라는 것은 미국에서 온 것이니까요.

---

5) 의료에서의 고지라는 것은 서양에서 들어온 개념이다. 영어로는 'Truth Telling'이다. 즉, 진실을 전한다는 표현인 것이다. 고지를 한 뒤에는 본인이나 가족이 납득을 했는지, 심적 부담이 남아 있지는 않은지를 확인하는 하는 것도 의사와 간호사의 역할이다.

마루 시설을 선택하기 그 이전에 어떤 의사를 선택하느냐가 환자의 운명을 크게 바꿔 놓으니까요.

나가 의학적인 견해로 인지증을 보자면 뇌에 생기는 이상 현상이기 때문에 뇌의 질병입니다. 그런데 다른 질병과는 다르게 병원에서 어떤 치료를 할 수 있는가, 이 부분에 대해서는 의사에 따라 견해가 크게 다릅니다.[6] 예를 들어, 아리셉트라는 약이 인지증 치료에 있어 얼마나 큰 비중을 차지하느냐는 질문에, 70%라고 대답하는 의사도 있을 것이고 50%라고 대답하는 의사도 있을 것입니다. 저는 10% 이하라고 하겠지만……. 아, 너무 솔직하게 말해 버렸군요.

마루 제 경험으로 말씀 드리자면, 5% 이하예요. 소비세보다 낮죠. 약물치료로 역효과를 보는 사람이 70% 이상이라고 생각해요. 환자의 사회성을 빼앗아 간다는 의미에서요.

나가 본래 '병원'이라는 단어의 어원은 전염병 환자를 모아두는 곳이라는 뜻에서부터 생겨났습니다. 병을 전염시키지 않도록 한 곳에 모아두고 감염된 사람은 여기에서 죽도록 하자는 발상에서 생긴 말입니다. 물론, 근대에서는 노동 자원이나 설비가 집약화된 시설로 효율적으로 병을 치료하는 곳이지요. 하지만 고령화 사회가 되면서 고칠 수 없는 병이 늘어나 버려서…….

마루 유럽이나 이슬람권에 병원이라는 개념이 발생했을 즈음에는 수도원이나 교회 옆에 병원이 만들어졌다고 하죠? 그러니까 죽음을 앞두

---

6) 원칙적으로 후생노동성이 아리셉트의 증량을 지시하게 되어 있다. 3mg을 2주간 사용하고 나서(부작용이 없으면) 5mg로, 중증 인지증 환자에게는 10mg까지 증량할 수 있다. 그러나 나가오 선생님에 의하면 '증량하면 역효과가 생기는 환자가 있다. 환자 개개인에게 맞는 양으로 잘 조절해 가는 것이 의사의 일이다. 약을 줄이면 의식이 제대로 돌아오는 사람도 많다. 의사에 따라서는 1~2mg의 소량에서 시작하여 증량도 조금씩 해가는 경우가 있다.'

고 있는 사람 곁에 종교인이 있었어요. 의료가 발달되지 않았던 만큼 심리적인 케어를 중시했었던 건 아닐까요? 그런데 요즘은 많은 병원에서는 심리적인 케어를 고려하지 않은 채 인지증 선고를 하는 것 같아요. '약물치료로 진행을 어느 정도 막을 수는 있지만, 한계가 있습니다. 머지않아 가족의 얼굴도 못 알아보게 되고, 자신이 누군지도 모르게 됩니다.'라고 태연한 얼굴로 할 말만 하고 휙 나가 버리는 거죠. 언젠가부터 이런 것이 병원의 일이 되어 버렸어요.

나가 병원이 존재하는 의의에 대해서 대답할 수 있는 사람은 별로 없을 겁니다. 제 생각을 말하자면, 환자를 한 곳에 모아서 보다 좋은 의료를 제공하고 환자가 건강하게 집으로 돌아갈 수 있도록 가능성을 찾는 것이라고 할 수 있습니다. 그러나 요즘 제가 갖고 있는 의문점은 인지증 환자에 한해서 한 곳에 모아 두는 것이 의미가 있을까라는 것입니다. 한 곳에 모아 둔다는 것은 환자의 자유를 빼앗는 것입니다. 먹는 자유, 이동의 자유를 빼앗는 것이 환자에게 얼마나 위험한지에 대해서는 방금 전 마루오 씨가 이야기한 대로입니다.

마루 나가오 씨가 말씀하신 것처럼 인지증은 뇌의 질병이기보다는 뇌와의 관계 장애라고 인식시켜 환자의 불안감을 해결해 주는 것이 먼저예요. 그런데 병원도 요양시설도 환자의 불안감을 오히려 증폭시키고 있어요. 부양자에게도 마이너스가 되는 현상이에요.

나가 의사가 못 미더우니까 병원 치료에 의지하지 말라는 것은 너무 극단적이며 현실적이지 못한 생각이라고 여겨집니다. 이러한 생각은 암, 인지증 어느 쪽에도 적용됩니다. 개호보험도 믿을 수 없으니까 의지하지 말자는 것도 우스운 이야기지 않습니까? 의료나 간병을 아예 부정하는 것은 그 누구도 행복하게 할 수 없습니다. 열심히 새로운 치료법을 찾는 의사들의 활동까지도 막게 됩니다. 2013년에 출판한 《의료를 부정하는 책에 속지 않기 위한 48가지의 진실》이라는 책에서 제가 이야기하고 싶었던 것도 이러한 점입니다. 환자와 가족이 더욱 현명해져서 의료의 좋은 점을 취했으면 합니다. 환자에게 선고하는 것을 원하지 않는다면 가족이 먼저 그 의사를 병원에 전달하는 등의 방법을 모색할 수 있을 겁니다.

마루 이런 표현이 어폐가 있을 수도 있겠지만, 의료의 좋은 점을 취하기 위해서는 '감수성'도 필요하다고 생각해요. 최근에 있었던 자연재해를 예로 설명해 드릴께요. 뭐지? 오늘따라 하늘이 이상하네. 바람 부는 것도 심상치 않고. 폭우가 쏟아지려나? 이렇게 몸으로 느끼는 감각은 대부분 정확히 맞아떨어집니다. 그런데 일기예보에서 비 올 확률이 30%라고 하면, '아닌가?' 하고 자신의 감수성보다 정보를 신뢰해 버립니다. 그리고 나중에 후회하는 거죠.

나가 정보사회의 발전이 본래 인간이 지닌 감각마저 둔화시키고 있는 겁니다.

요양 업계의 불편한 진실

마루 그런데 감수성이라고 해도 사람마다 다르기 때문에 감수성을 키우는 데에는 한계가 있어요. 그러니까 당연히 간병에 있어서도 맞는 사람과 안 맞는 사람이 있습니다. 지금까지 우리가 이야기해 온 내용이 이해가 잘 가지 않는 사람은 아무리 가족을 사랑해도 재택 간병은 하지 않았으면 좋겠어요. 하물며 간병 관련직에 종사하는 것은 더욱 안 됩니다. 유감스럽게도 요양 업계는 젊은 사람들의 감수성을 키우는 현장이 거의 없어요. 적성에 맞는지 확인조차 하지 않고 지원하는 모든 사람을 채용해서 업계를 피폐시키고 있을 뿐입니다.

나가 한 시설에서 반 년간 일한 직원에게 '굉장히 잘 참고 있네.'라고 칭찬해 주는 정도로는 간병 일을 지속할 수 없습니다.

마루 잘못된 케어를 하지 않도록 나라에서 '고령자 학대 방지법[7]'이라는 법률을 만들었는데 이건 오히려 역효과[8]를 낼 뿐이에요.

나가 고령자 학대에 관한 개호 현장의 실정을 담아낸 충격적인 책이 있습니다. 《붕괴하는 요양 현장》이란 책인데 저자는 나카무라 아츠히코 씨라는 프리랜서 작가로 요양 사업소도 경영하고 있는 분입니다. 이 책에서 인상 깊었던 내용을 소개하겠습니다.

---

7) 고령자 학대 방지법 : 정식 명칭은 고령자 학대의 방지, 고령자의 양호자에 대한 지원 등에 관한 법률이다. 2006년 4월 실행, 고령자의 학대 방지와 조기 발견, 양호자의 지원 등을 정한 법률이다. 고령자의 신체적, 심리적, 성적, 경제적 학대, 무시를 방지하는 것과 통보 의무 등은 국가나 국민, 지방공공단체의 책무와 규정이다.

8) 후생노동성 발표에 의하면, 2012년도에 특양 등의 요양시설에서 직원에 의한 고령자 학대가 고발된 것은 155건이다. '요양 직원의 인지증에 대한 이해 부족이 원인'이라고 판단하여 직원 연수 강화를 촉구하고 있다.

요양시설에서 일어난 학대 사건이 실명 보도되어 사회적으로 큰 반향이 있었던 것에 대하여

요양의 현장에서 직면하는 문제는 고령자마다 다르며, 케어 방법도 딱히 하나의 정답이 있는 것이 아니다. 사람과 사람 사이에서 이루어지는 이 일을 발전시키기 위해서는 모험이나 창조력이 필수이지만, 이대로라면 조금이라도 위험 부담이 있는 일은 하지 않거나 시키지 않으려는 폐쇄적인 의식이 만연하고 있는 것이 확실하다. 대략적으로 이야기하자면, '심리적 학대'라고 여겨질까 봐 두려워 고령자와 이야기하고 싶지 않다든가, 다치게 해서 '신체적 학대'로 오해받을지 모르니까 같이 산책하고 싶지 않다는 생각을 하게 되어 버리는 요양 직원도 당연히 생겨날 것이다. 가장 기본적인 목욕과 식사, 배설 이외의 것은 아무것도 하지 않는 것이 '요양의 해답'이 될 가능성마저 있다.

요양은 하나부터 열까지 매뉴얼화 할 수 있는 정해진 서비스만으로는 성공할 수 없다. 무엇이 맞고 무엇이 틀렸는지에 대해 이해하지 못하는 경우가 많이 있는데, 그것을 판단하는 것은 지식과 경험, 그리고 개개인의 상식과 사회성, 윤리관이다. 고령자 학대 방지법 시행 이후에 요양시설은 일손 부족에 시달리고 있어 지원하는 사람은 모두 받아들이고 있는데, 제대로 사람을 뽑아야 한다.

어떠한 경우에도 고령자를 학대하는 일은 있을 수 없다고 말하는 사람이 많이 있을지 모르겠지만, 고령자 학대 방지법에 규정된 학대가 자신이 일하고 있는 시설에서 절대 일어나고 있지 않다고 단언할 수 있는 사람은 많지 않을 것이다. 중략 요양은 수요가 넘쳐나는 유망 산업이라고 많은 사람이 생각할지도 모른다. 그러나

> 요양 현장의 실상을 들여다보면 만성적인 일손 부족과 높은 이직률, 저임금이라는 대표적인 문제와 더불어 학대, 직원과 경영자의 윤리관 결여, 전문성의 결여, 요양 질의 저하, 과도한 보도, 고령자 학대 방지법의 과도한 해석, 베이비붐 세대가 후기 고령자가 되는 2025년의 문제 등 눈앞에 개선해야 할 문제와 모순들이 산더미처럼 존재하고 있다. 장기적인 전망도 '네거티브 카오스부정적인 무질서 상태'이다. 본서 29~31페이지

나가 요양의 현장이 '네거티브 카오스부정적인 무질서 상태'라는 표현은 딱 맞는 표현이라고 생각했습니다. 행정이 노력한다고 해서 이 카오스가 하루아침에 개선되어 간다는 것은 저로서는 상상하기 힘든 일이기 때문입니다. 감수성이 풍부한 사람은 요양 업계에 실망해 그만두고, 오히려 둔한 사람이 더 오랫동안 살아남는 무정한 현실입니다.

마루 이런 문제를 개선하기 위해서는 역시 가족의 힘이 크다고 봅니다. 재택에서는 좋은 일이라도 시설에서는 그렇지 않은 경우가 있어요. 요양을 하는 사람과 요양을 받는 사람 모두 마음의 상처를 받지 않도록 무엇이 가장 좋은 방법인지를 생각했으면 좋겠어요. 이런 무정한 요양 세계를 조금이라도 개선하기 위해 '만남의 장소 사쿠라짱'에서는 '지킴이 연대'라는 활동을 하고 있어요.

나가 그러고 보니 '만남의 장소'에서 여러 활동을 하고 있지요? '기저귀 갈기'나 '간병 요령' 등 간병인이 현명하게 간병하기 위한 '배움 연대', 모두 같이 여행을 떠나는 '여행 연대'까지, 이런 연대들이야말로 이

동의 자유를 실천하고 있는 겁니다. 그중에서도 일 년에 한 번 가는 홋카이도 여행이 제일 대단하다고 생각합니다. 휠체어 생활을 하는 중증 치매 할머니, 할아버지를 수십 명씩 모시고 같이 온천을 가거나 맛있는 음식을 먹고…… 계속하기에는 어려운 일인데 정말 한결같이 꾸준히 하고 계시니 말입니다.

마루 여행 회사나 버스 회사, 그리고 간호사들과 간병인들 모두가 한마음으로 움직이지 않으면 실행에 옮길 수 없는 일이에요. 하지만 지금까지는 별 탈 없이 잘 다녀왔어요. 휠체어가 어떻다, 기저귀 가는 게 어떻다 투덜대는 사람도 있지만, 결국 다들 잘 해내거든요. 모두가 좋은 마음으로 집에 돌아가요. 2박 3일간 다녀온 여행 덕분에 어르신들 얼굴에 화색이 돌아와요.

나가 그리고 '지킴이 연대'라는 활동이 한 가지 더 있지요?

마루 간병인이 불안해 할 때, 저를 시작으로 우리 직원들이 지켜주는 활동입니다. 예를 들면, 간병인이 출근한 뒤 주간 보호 서비스에 갈 때까지 비는 시간에 이야기 상대를 해 준다든가, 몸집이 크신 할아버지와 단둘이 산책하는 게 불안한 경우 같이 동행해 준다든가, 이와 같이 생활 속에서 생기는 작은 시간에 요양 보호를 지원해 주는 서비스예요. 그런데 이 '지킴이 연대'에 이변이 생겼어요.

나가 이변이라니요?

마루 재택에서보다 요양시설에서 받는 의뢰가 더 많아졌거든요.

나가 케어매니저들의 요청이 많아졌다는 겁니까?

마루 네, 유료 노인시설이나 고령자 주택의 직원들한테 오는 의뢰가 많아요. 뭔가 모순된 상황이라는 생각 안 드세요?

나가 아무리 수십만 엔 하는 비싼 시설이라도 정해진 서비스, 매뉴얼 대로의 서비스밖에 하지 못하니 이런 일이 생기는 거지요. 일상생활 속에서 나타나는 다양한 상황에는 세세하게 대응하지를 못하는 겁니다.

마루 유료 노인시설이라고 해도 직원 수가 굉장히 적은 곳도 있어요. 전부 개인실만 있는 시설인데 야간에는 직원 1명이 이용자 20명을 보는 곳도 굉장히 많아요.

나가 그런 곳은 대게 직원이 공황 상태에 빠지게 됩니다. 밤중에 혼자서 많은 사람을 봐야 하니 불안한 마음에 저에게 전화를 하거나 문자를 시도 때도 없이 보냅니다. 직원의 고민이나 상담을 들어주기 위해 밤중에도 전화기를 베개 옆에 두고 자는 것이 아닌데 말입니다.

마루 재택 의사한테도 민폐네요. 많은 시설이 밤중에 개인실에 자물쇠를 걸어 놓는다고 합니다. 이쪽 방에서 기저귀를 갈고 있는 사이에 다른 방에서 누군가가 아프다고 합니다. 허둥지둥 달려가 그쪽 방의 자물쇠를 열고 있는 사이에 기저귀를 갈다가 없어진 종사자를 기다리던 할머니가 불안한 마음에 복도로 나옵니다. 그러다 그만 넘어져서 골절상을 입었습니다.

나가 항상 잠겨 있는 방문이 열리면 그거야 기저귀를 가는 도중이라도 뛰쳐나오고 싶겠죠. 그런데 복도는 어두우니까 넘어지게 되는 거죠. 결국 구급차에 실려 응급실[9] 행입니다.

마루 그리고 그대로 와상 상태에 들어가는 거죠. 누가 와상 상태를 만

---
9) 구급차를 부르면 응급실에 실려가 치료를 받고 불필요한 검사까지 받게 되는 경우가 많은데 고령자의 경우 그 자리에서 와상 상태가 되는 경우도 있다.

들고 있는 거죠?

나가 솔직히 응급실과 결탁하고 있는 것이 아닌가 의심이 가는 시설도 몇 군데 있어요. 캐치 볼처럼 시설과 응급 병원을 오가면서 인지증 증세는 악화되어 갑니다. 응급 병원에서 입원하고 있는 동안에도 시설에는 돈이 들어오기 때문입니다. 그냥 시설에서 이용자를 돌보자고 말하는 저 같은 의사는 비즈니스를 중요시하는 시설에서는 눈엣가시일 겁니다. 요양시설에서 좋은 의사란 주에 한 번 정해진 시간에 와 주고, 뭔가 일이 터졌을 때 금방 구급 병원에 보내 주는 의사가 됩니다. 그러니까 요양은커녕 와상 상태가 된 노인조차 본 적 없는 요양시설 직원이 많이 있는 겁니다.

마루 그런 의미에서 요양시설을 고를 때 여기에서 얼마나 돌봐 줄 수 있냐고 물어보는 게 좋겠군요. 그러고 보니 작년에 악덕 의사가 요양시설하고 손을 잡고 보험료에서 수수료를 받은 재택 환자 소개 비즈니스[10]가 화제가 됐었어요. 법적인 테두리를 교묘하게 벗어난 말도 안 되는 비즈니스에요.

나가 그런 식으로 수수료를 챙기고 용돈 벌이를 하고 있다니 정말 환자를 사람이라고 생각하지 않는 의사인 것 같습니다. 그런 의사는 거의 대부분이 의사회에도 가입되어 있지 않기 때문에 전혀 저희들과 안면이 없습니다. 아사히신문이 2013년 가을에 이 사건을 특종기사[11]로 일

---

10) 재택 환자 소개 비즈니스 : 소개업자가 고령자 시설에 사는 환자를 의사에게 소개해 주고 그 대가로 의사에게 진료비 일부를 챙기는 경우가 급증하고 있다. 현재의 법률로는 위법이 아니지만, 2013년에는 국회에서도 언급되었다. 이것으로 2014년 4월부터 환자 소개료가 금지될 전망이다.
11) 특종기사 : 2013년 8월에 아사히신문이 이 사건에 관해서 연일 크게 다뤄서 의료계, 요양업계에 커다란 화제가 되었다. 나가오 선생도 이 신문이 '이런 행위로 재택 의료가 폄하되어 버린 것은 유감스럽다.'라고 코멘트했다. 대부분의 의사는 성실하게 일하고 있는데도 일부 의사의 악행에 의해 재택 의료 전체가 오해 받는 것이 걱정스럽다.

면에 냈기 때문에 기억하시는 분들이 많이 있을 겁니다. 이 세계는 정말 복잡한 것 같습니다. 야쿠자가 얽혀 있기도 하니까요. 이런 이야기를 책에 쓰면 야쿠자에게 보복당할지도 모릅니다.

마루 정말 무서운 세상이네요. 나가오 씨도 '지킴이 연대'에 붙여 드릴까요?

Chapter
11

할머니 할아버지를
양계장 닭이 아닌 토종닭으로!
방목(放牧) 요양의 권유

할매할배, 요양원 잘못가면 치매가 더 심해져요

할머니 할아버지를 양계장 닭이 아닌 토종닭으로!
방목(放牧) 요양의 권유

노인복지와 사생관(死生観)을 무너뜨린 것은 누굴까?

마루 앞 장을 읽고 비즈니스를 중시하는 요양 업계의 행태에 진절머리가 난 사람도 많이 있을 거예요. 어느 한 사람이 나쁘다는 것은 아니에요. 개호보험 제도는 좋은 점과 나쁜 점 모두 공존하는 제도라고 한다면 그 안에서 제도의 부정적인 짐을 떠안게 되는 사람은 뜻밖에도 복지에 대한 올바른 태도를 가진 사람들이에요. 자신이 생각하던 이상과는 다른 현실을 깨닫고 요양 현장에서 상처를 받고 떨어져 나가 버리죠.

나가 정말로 어느 한 사람이 잘못했다는 것이 아닙니다. 여기에서 범인을 찾는다 해도 소용없습니다. 다시 한 번 말씀드리지만, 요양 업계에서는 사람을 육성하지 않습니다. 홈 헬퍼에 대해 들어 보면 달리 먹고 살 방법이 없으니까 이 일을 하고 있다고 하는 사람이 많습니다. 그래도 생활이 힘들어 특히 20대, 30대 여성은 낮에는 헬퍼를 하고 저녁에는 술 집에서 아르바이트를 합니다. 혼자 사는 할아버지에게 자신이 입었던 바지를 몇만 원에 파는 사람도 있다고 들은 적이 있어요. 개호보험의 혜택을 제대로 받고 있는 사람은 비정규직의 젊은 아가씨들이라는 이야기도 들은 적이 있습니다.

마루 복지에 대해 열정이 있는 사람은 스스로 아주 작은 규모에서부터 시작할 수밖에 없을지도 모르겠네요. 힘든 길이지만요.

나가 포스트 마루오 씨네요.

마루 지금 초고령화 사회로 접어들면서 도시도 지방도 빈집투성이[1]예요. 빈집이 늘어나면 동네가 죽습니다. 그 빈집을 이용해서 탁노소託老所[2]나 만남의 장소를 만드는 것도 하나의 방법이에요.

나가 일 때문에 부모님이 늦게 돌아오는 집의 아이들을 거기서 맡아주면 세대를 넘어선 교류도 생길 겁니다. 부모들도 아이를 혼자 집에 두는 것보다 훨씬 안심될 거고요. 무엇보다도 사람이 늙어간다는 것이 어떤 것인지를 아이들은 가까이에서 보고 배울 수 있습니다.

마루 그것이 정말 복지의 진정한 모습이 아닐까요? 늙고 치매 들면 아무 도움도 안 된다고 생각하는 사람이 너무 많은 것 같아요. 인간이 늙어서 치매 든다는 것에도 분명한 의미가 있어요. 다음 세대에게 그 삶의 순간, 죽음의 순간을 보여주는 중대한 일이에요.

나가 일본에서는 2세기 전부터 병원에서 죽음을 맞이하는 것이 당연

---

[1] 도시도 지방도 빈집투성이 : 2008년 조사에서 빈집 분포율은 약13%. 65세 이상의 인구가 25%인 초고령화 사회에서 새 입주자의 부재는 명백한 사실이다. 20년 후에는 빈집 분포율이 25%가 될 것으로 추정하고 있다.
[2] 탁노소 : 요양사업소를 말한다. 대략적으로 데이 서비스, 방문 서비스, 숙박 서비스 3종류로 나눌 수 있다.

해졌습니다. '병원사病院死'와 '재택사在宅死'가 역전[3]된 것은 1976년의 일인데, 현재 80%가 병원사 하고 있습니다. 제가 태어난 1955년대에는 사람이 집에서 죽는 것은 당연한 것이었고 병원사는 20%에 지나지 않았습니다. 병원도 그렇게 많지 않았고, 병원에서 죽는 것은 어쩔 수 없는 사정이 있는 사람뿐이었습니다.

마루 노인을 시설에 숨겨 두고 죽음이 병원 안에서 이루어지는 일이 되어 버린 것도 일본인이 사생관死生観을 잃어버리게 된 것과 큰 관련이 있다고 생각해요. 육친의 노老와 사死를 보지 못하고 어른이 되어 버리는 아이들은 불행한 거예요. 일본의 불행이라고 할 수 있죠. 이렇게 자란 아이들이 복지에 대한 올바른 태도를 갖게 되는 것은 어려운 일이에요. 통야通夜 : 고인과의 마지막 밤도 없이 병원에서 장례식장으로 직행한다는 건 정말 이해할 수 없어요.

나가 얼마 전에 대만의 마더 테레사라고 불리는 유명한 간호사인 자오커스라는 70대의 여자 교수가 일본에 방문했을 때, 간호와 존엄사에 대해서 대화할 수 있는 시간이 있었습니다. 이 분은 대만에서 존엄사 법안[4]을 통과시킨 사람입니다. 천사 같은 부드러운 미소를 가진 분이었습니다.

마루 나가오 씨의 저서 《평온한 죽음》[5] 대만 번역판의 추천 리뷰를 써 주신 선생님이시죠?

---

3) '병원사'와 '재택사'의 역전 : 현재는 병원에서 죽는 사람이 80%, 자택에서 죽는 사람이 10%이지만 1960년대까지는 반대였다.
4) 대만의 존엄사 법안 : 대만에서는 일찍이 종말기 환자에게 심장 마사지와 인공호흡기의 장착이 의무화되어 있었다. 자오커스 교수는 여러 가지 설문조사를 하여, 이러한 의무가 인간의 존엄성을 해친다고 확신했다. 존엄사의 법제화를 호소하였고, 2000년에 입헌되었다.
5) 《평온한 죽음》: 대만 번역판의 제목은 《善終, 最美的祝福》(선종, 가장 아름다운 축복)이다. 즉, 천수를 다 누림, 축복받는 것과 같이 아름다운 마지막을 맞이하는 방법이라는 뜻이다.

나가 맞습니다. 일본과 대만의 물리적인 거리는 굉장히 가깝지만, 죽음에 대한 관습에는 큰 차이가 있다는 것을 느꼈습니다. 자오커스 교수에 의하면 대만에서는 병원에서 죽어도 집에서 죽어도 죽은 뒤 몇 시간 동안은 의사나 간호사가 시체를 만지지 않는다고 합니다. 영혼이 이 세상에서 저세상으로 이동하는 시간으로 인식한다고 합니다.

마루 일본에서 말하는 '아와이' 시간[6]인가요?

나가 음…… 호흡 정지와 심장 정지 사이를 아와이 시간이라고 부르는 경우도 있기 때문에 조금 다를지도 모르겠군요. 의사와 간호사가 시체를 옮기기 전에 가족이나 친한 지인들이 '고마워요.'라고 하면서 그 사람의 몸을 쓰다듬어 준다고 합니다. '터치 케어'[7]라는 말이 있는데, 환자를 손으로 쓰다듬어 주는 것에서 나온 발상입니다. 이건 죽은 자에서 산 자로 역방향 터치 케어라고 할 수 있습니다. 죽은 육체를 만짐으로써 산 자가 치유를 받고 그 행위로부터 무언가를 깨닫게 되는 것입니다.

---

6) 아와이 시간 : '아와이'란 사건과 사건 사이를 말한다. 의료 현장에서는 사람이 죽을 때, 호흡이 멈춰도 간혹 20분 가까이 심장이 움직이는 경우가 있으며, 이 시간을 '아와이' 시간이라고 부르는 사람도 있다.
7) 터치 메어 : 사람과 사람이 접촉하거나 마사지를 함으로 스트레스 호르몬이 감소한다고 알려져 있다. 요양의 현장에서는 스킨십을 하거나 아로마 오일을 사용한 마사지를 통해 통증이나 불안감을 해소하고 있다.

'노화'를 '병'으로 바꿔치기하지 마!

나가 작년에 개최한 '개호·의료·이웃 학회'[8]라는 심포지엄에서 《수사壽死 : 건강하게 살다가 늙어서 죽는 것하고 싶으면 의료와 상종을 하지 말라》[9]로 베스트셀러 작가가 된 나카무라 선생님을 초빙했습니다. 그 후, 나카무라 선생님에게는 제가 몸담고 있는 일본존엄사협회의 심포지엄에도 오셔서 의기투합하게 되었습니다.

마루 이상한 의사들끼리 의기투합하셨네요.

나가 그때 나눴던 이야기 중 인상 깊었던 이야기가 있는데 요약하자면 이렇습니다.

"늙으면 어딘가가 아픈 게 정상이다. 아픈 곳이 없다면 비정상이다. 그런데 요즘 노인들은 노화를 병으로 바꿔치기한다. 정말 병에 걸린 것이라면 희망을 가질 수 있다. 회복이라는 희망이 있으니까. 하지만 노화는 일방통행이다. 일부러 병원에 가서 환자가 될 필요가 없는 것이다."

마루 병원에 가기 때문에 '병'이 되는 것이고, 가지 않으면 '노화'라는 자연 현상으로 끝낼 수도 있어요. 현실적으로 그렇게 하기가 쉽지는 않지만 앞으로 늙어 가는 사람들은 이러한 각오가 필요하다고 생각해요. 치매 든 사람이 100% 회복한다는 것은 있을 수 없어요. 그렇기 때문에 가족은 낙담할 것이 아니라 있는 그대로를 받아들일 줄 알아야 해요.

---

[8] 개호·의료·이웃 학회 : '만남의 장소 사쿠라짱'이 만든 모임이다. 요양인과 요양 종사자 사이에 생긴 깊은 골에 대해 통감하여, 요양하는 사람과 받는 사람, 요양 종사자, 의료 관계자, 이웃이 같은 시점에서 이야기를 나누는 장소를 만들었다. 물론 나가오 선생님도 매년 출석한다.
[9] 《수사하고 싶으면 의료와 상종을 하지 말라》 : 2012년, 나카무라 진이치 저서. 암 치료는 물론 연명 치료나 정맥 주사를 일절 받지 않는 자연사(自然死)를 권유하여, 센세이션을 일으켰다.

가끔씩 정신이 돌아오거나 활력이 있을 때 즐겁게 이야기 상대를 해주면 되는 거예요. '요양'으로 사람은 '성숙'해 집니다.

나가 '노화'를 '병'으로 바꿔치기하며 살다 보면, 죽음에 직면했을 때 자기 결정을 못 하게 됩니다. 지금 일본존엄사협회에서는 인지증이라도 '리빙 윌'이 가능한가[10]에 대해서 논의하고 있습니다. '리빙 윌'이란, 종말기의 의사결정을 말합니다. 환자가 더 이상 회복의 가능성이 없다는 것을 알았을 때, 연명 치료를 어디까지 받을 것인지 자신의 의사를 사전에 기록해 두는 것입니다. 그러나 인지증 환자의 경우에는 명확한 의사를 전달하기 힘든 케이스가 많기 때문에 도중에 의사 표현이 바뀌기도 합니다. 종말기에는 더 힘들지요. 유도 질문을 당하는 경우도 많아요. 그렇다면 어느 시점에서의 의사 표현을 존중해야 하는지가 문제가 됩니다. 동시에 성년후견제도의 복잡한 구조[11]도 앞으로 분명하게 하지 않으면 안 되는 문제입니다.

마루 인지증이라도 증상이 가볍다면 리빙 윌은 당연히 유효하다고 생각해요. 하지만 중증 인지증이라면 이미 때는 늦은 거죠. 건강할 때 자신의 미래에 대해 상상해 보고 어떻게 죽고 싶은지, 연명 치료는 어떻게 할 것인지 등에 대해 명확하게 의사결정을 해 놓아야 해요. 노화를 병으로 바꿔치기하면 나이가 들어 이 의사결정을 할 수 없게 돼요.

나가 쉽게 말하자면, 가족이 없는 100세의 할머니가 요양시설에서 넘어져 응급실에 실려 갔다고 합시다. 병원에서 "할머니, 이제 와상 상태가 되셨는데 위루관 수술해 드릴까요? 위루관 수술하면 좀 더 살 수 있어요. 하실래요?"라는 의사의 목소리가 들려오면 아무것도 모르는 할

---

10) 자세한 내용은 91페이지를 참조
11) 자세한 내용은 95페이지를 참조

머니는 그저 고개를 끄덕이겠지요? 그렇게 위루관을 달게 됩니다. 결코 위루관이 나쁘다는 것이 아닙니다. '행복한 위루와 불행한 위루가 있다.'[12]라고 늘 이야기하고 있지만, 이와 같은 경우에는 불행한 위루가 될 가능성이 큽니다.

마루 건강했을 때 리빙 월을 써 놓고 그 시설에 들어갔었더라면…….

나가 인지증이라도 평온사는 충분히 가능합니다. 그러니까 될 수 있는 한 건강할 때 의사결정을 해 두었으면 하는 바람입니다. 자기 결정력이야말로 자신의 마지막을 구할 수 있는 길입니다.

존엄한 '삶'과 '노화'라는 것은?

마루 지금까지 인지증과 존엄사, 평온사에 대한 이야기를 나눴습니다. 그렇다면 산다는 것에 대한 존엄의 표현은 무엇일까요? 치매가 들어도 먹는 것, 배설하는 것, 이동하는 것입니다. 이 세 가지 활동을 되도록 존중하여 삶의 마지막 날까지 잘 실천해야 합니다. 이것이 삶의 존엄을 존중하는 것이라고 생각해요.

나가 마루오 씨의 이야기 중에 굉장히 기억에 남는 것이 있습니다. 그건 인지증 환자는 아무리 치매가 들어도 미각은 변함이 없기 때문에

---

12) 행복한 위루와 불행한 위루가 있다 : 나가오 선생님의 지론이다. 병 때문에 입으로 먹을 수는 상태가 됐을 때 일시적으로 위루관을 삽입하고, 그 후 상태가 개선돼 다시 입으로 먹을 수 있게 되는 경우가 '행복한 위루'다. 신경 난치병 환자의 위루가 이에 해당된다. 반면, 회복의 조짐이 전혀 없는 종말기 환자에게 위루는 '불행한 위루'가 된다. 자세한 내용은 선생님의 저서 《위루라는 선택, 하지 않는 선택》을 참조.

음식의 맛을 제대로 느낀다[13]는 것이었습니다. 치매에 걸리면 어차피 맛 같은 건 모를 테니까 적당히 영양가 있는 것으로 먹이면 된다는 생각은 잘못된 생각이었습니다. 이런 사실을 의외로 의사들도 잘 모르고 있습니다.

마루 맞아요. 할머니 할아버지가 시설에서 나오는 밥을 잘 안 드시려고 하는 건 치매 들어서가 아니라 맛이 없어서예요!

나가 먹는 것에 대해 신경을 안 쓰는 시설은 배설에 관해서도 마찬가집니다. 아직 혼자서 먹을 수 있는데도 시설 직원이 억지로 먹여 주게 되면, 갑자기 스스로 먹지 못하게 되는 거지요. 배설에 있어서도 같은 현상이 일어납니다.

마루 지금까지 화장실에 혼자 갈 수 있었던 사람인데 한 번 실수를 했다고 해서 기저귀를 차게 해요. 혼자서 할 수 있는데 기저귀를 차게 한다는 건 큰 굴욕감을 안겨주는 일이에요. 이 굴욕감을 참을 수 없어서 인간의 뇌는 일부러 배설의 욕구를 잊으려고 하게 돼요. 고통스러운 현실로부터 도망치기 위해 뇌가 스위치를 바꿔 버리는 거예요.

나가 굴욕감과 고통스러운 현실로부터 도망치기 위해서는 더 노망나야 되는 거지요.

마루 흔히 치매가 진행되면 기저귀 속에 손을 넣어 자신의 변을 꺼내려고 하죠?

나가 농변弄便 행위[14]입니다. 인지증이 진행되면 자신의 변을 벽이나

---

13) 음식의 맛을 제대로 느낀다 : 인지증이 되면 연하장애나 몸 구조의 변화도 일어나기 때문에 음식물의 기호가 변하는 경우는 많이 있다. 식욕이 없다면 당사자의 고향의 맛이나 어머니의 맛이 나는 요리를 먹여 보는 것도 방법이다.
14) 농변 행위 : 지금까지 의학이나 간호학에서는 농변 행위는 인격 붕괴의 극치라고 가르쳐 왔다. 그러나 최근에는 인지증이 늘어나게 되면서 쾌·불쾌를 솔직히 표현하는 것에 지나지 않는다는 견해가 늘어나고 있다.

바닥에 문질러 바릅니다. 이런 행위 때문에 간병하는 사람은 점점 힘들어져, "오늘 우리 할머니가 벽에 변을 칠했어요. 인격이 붕괴된 것 같아요. 더 이상 집에서 못 돌볼 것 같아요."라고 방향 전환을 하는 가족도 많습니다.

마루 농변=인격 붕괴가 아닙니다! 기저귀 안에 변이 있으니까 불쾌했던 것뿐이에요. 그것을 전달할 방법이 없어서 변을 손으로 만지게 되는 거죠. 오줌은 몰라도 배변만큼은 도와줘야 하고 휴대용 변기를 만들어 주면 농변 행위를 막을 수 있어요. 그런데 시설에서는 이 농변 행위를 이유로 정신병원으로 이송시키는 일마저 있어요. 시설에 따라서는 변을 만지지 못하도록 손발을 묶어서 재우는 곳도 있어요.

나가 모든 것이 거꾸로 돌아가고 있는 것 같군요. 인격 붕괴를 운운하기 전에 요양 직원들의 각박해진 마음 상태의 문제라는 생각밖에 들지 않습니다!

가두지 말고 방목하라!

마루 마지막으로 에히메 현에 있는 직원들의 마음 씀씀이가 매우 좋은 택로소宅老所를 소개해 드릴게요. 마츠야마 시에 '안키'[15]라는 택로소가 있어요.

나가 택로소라는 것은 별로 들어 본 적이 없는 사람도 있을 것 같아요.

마루 택로소란 민가 또는 민가에 가까운 건물을 사용한 노인을 맡는

---
15) 안키 택로소 : '어떤 노인이라도 평소의 본인이 하던 생활을 그대로 지속할 수 있는 장소를 만들고 싶다. 지역에서 서로 돕지 않으면 재택에서 죽음을 맞이할 수 없다!'라는 생각으로 나카야 아케미 씨가 만든 택로소이다. http://anki-m.net/

시설을 말해요.'안키'는 탁로소(託老所)라는 표현을 사용하고 있다. 개호보험 서비스로 해결할 수 있는 부분은 이용하면서 개호보험 제도로는 부족하다고 느끼는 부분에서 독자적인 방법의 서비스를 제공하자는 시도예요. 기본적으로 가정적인 분위기를 중시하고, 적은 인원으로 운영하고 있어요. 앞으로 택로소가 더욱 늘어났으면 좋겠어요. 택로소의 선구자적인 역할을 하는 곳이 이 '안키'라는 곳이에요. 전직 간호사인 나카야 아케미 씨가 대표예요.

나가 '안키'라는 표현은 그쪽 지방 사투리로 안심, 안락이라는 뜻이라고 합니다. 앞서 소개한 곤도 마코토 씨와 나카야 아케미 씨는 같은 과입니다. 지금 에히메 현의 요양 현장은 이 두 분의 파워로 앞서 가고 있습니다.

마루 이 두 분의 강연을 동시에 듣게 되면 현명해지겠죠. 나카야 씨는 간호사로 일을 하다가 잠시 육아를 위해 퇴직했었어요. 그 후에는 홈 헬퍼로서 병원, 장애인 시설, 특별양호노인홈(특양) 등 여러 시설에서 일을 했죠. 여러 경험을 해본 끝에 큰 시설의 장점도 있지만 세심한 개호를 하기 위해서는 소규모가 아니면 힘들겠다는 생각을 하게 이르렀습니다.

나가 저도 한 번 마루오 씨와 함께 '안키'를 견학했었지요. 목재의 따뜻함이 느껴졌고, 탁 트인 넓은 공간인 것이 마치 오래된 여관을 연상시켰습니다. 그리고 욕실도 굉장히 넓었고, 욕조에서도 나무 향기가 났습니다. 실로 훌륭한 곳이었습니다.

마루 대도시 주변 산속 호텔에 있을 법한 샹들리에와 대리석, 수많은 자물쇠가 달린 유료 노인시설과는 차원이 다르죠. 어느 곳에서 더 마음 편히 지낼 수 있을지는 가보면 금방 알아요.

나가 그러고 보니, 나카야 씨도 요양 세계에 뛰어든 계기가 마루오 씨하고 같은 이유였어요. 헬퍼 일을 시작하자마자 목격하게 된 기계 목욕에 분노를 느꼈기 때문이라고 하던데요?

마루 분노를 출발점으로 요양 일을 시작한 사람은 강해요. 게다가 나가야 씨는 '안키' 바로 옆에 따로 집 한 채를 빌렸습니다. 종말기에는 거기에서 평안히 마지막을 맞이하는 이용자도 있다고 해요.

나가 저도 비디오에서 봤습니다. 비록 시설이었지만 집에서 돌아가시는 것 이상으로 평안해 보였습니다. 인간에게는 어깨로 크게 호흡하거나 발끝부터 차가워지면 분명하게 몇 시간 뒤에 죽겠다는 것을 알 수 있는 시간이 있습니다. 저는 그 시간을 죽음의 벽이라고 표현하고 있습니다. 그것이 몇 시간이 될지는 사람에 따라 차이가 있겠지만, 그 시간이 되어도 당황하지 않고 그저 옆에서 천천히 지켜보면서 기다립니다. 가족도 친구도 같이 둘러앉아서 손을 잡고 계속 이야기를 해 줍니다.

마루 주변에는 할머니 할아버지의 밝은 목소리가 들려요. 언제나 변함없는 맛있는 식사 풍경이 있고요. '안키'는 바닷가에 있으니까 늘 신선한 생선이 식탁에 오르지요. 이곳에 맛없는 식사란 존재하지 않아요.

나가 그런 북적거리는 분위기와 식사 풍경 옆에서 천천히 마지막을 맞이하게 될 수 있는 것입니다. 가족은 눈물을 흘리며 옛날의 추억을 이야기하며 천천히 그 모습을 지켜봅니다. 가족이 불안해하면 옆에서 다독여 줍니다.

마루 천천히, 다같이, 그리고 늘 있던 공간 속에서 마지막을 기다리는…… 이런 시설도 존재해요.

나가 제가 여러 시설을 돌아다녀 봤지만 최고의 간병을 할 수 있는 시설은 '안키'라고 생각합니다. 나도 여기에서 마지막을 맞이하고 싶다는 생각을 했습니다.

마루 억지로 먹여 주는 것도 없고, 억지로 목욕을 하는 일도 없죠. 물론 자물쇠 따윈 없습니다.

나가 기다리는 것을 아는 요양시설, 찾아보면 분명 어딘가에 있을 겁니다.

마루 없다면 자신이 만들면 되고요.

나가 저는 이곳에 있는 분들의 표정을 봤을 때 '방목되고 있구나' 하는 것을 느꼈습니다. 그렇다면 지금 동네 안에 있는 수많은 요양시설은 무엇일까요?

마루 닭에 비유한다면 브로일러Broiler죠.

나가 맞습니다. 말대로 브로일러 요양입니다. 정해진 시간에 강제적으로 밥을 먹이고, 강제적으로 잠을 재웁니다.

마루 요양을 그렇게 하는 게 당연하다고 생각하면 큰 오산이에요.

나가 앞으로 다가올 초고령화 시대, 인지증 대란의 시기를 사는 우리 모두의 일이라는 것을 말씀드리고 싶습니다. 딴 사람의 이야기가 아닙니다. 동네라는 작은 단위 안에서 방목하면 되는 겁니다. 인지증 환자가 길거리를 걸어 다니고 있다면, '아아, 놀러 나오셨구나.'라고 생각하면 됩니다. 나라奈良공원에는 사슴이 걸어 다녀도 아무도 이상하게 생각하지 않는 것처럼 '아아, 인지증 환자가 걸어 다니는구나.' 정도로 너그럽게 생각했으면 합니다.

마루 조금 있으면 3명 중 1명이 인지증에 걸리게 된다고 하니 그 방법이 제일 현실적일지도 모르겠네요.

나가 방목 요양, 이것이 앞으로 다가올 2025년까지의 키워드입니다.

마루 발상의 전환이 필요할 때예요. 인지증 환자를 동네에서 돌아다니게 하는 것, 이를 통해 인간으로서의 배움을 얻고, 이러한 발상이 간병인에게 이상적이 되는 날을 목표로 저도 '만남의 장소' 안에서 해야 할 일이 있어요. 나가오 씨도 동네에서의 방목 요양을 사람들에게 납득시키기 위해 재택 의사로서 하실 일이 아직 많이 있지요?

나가 있지요. 그렇다고 해서 제가 양치기 개처럼 할머니 할아버지를 몰고 다닐 생각은 없습니다.

마루 그거야 그렇죠. 의사가 양치기 개가 될 수 없죠.

나가 인지증 환자를 동네에 방목할 수 있게 되면 동네 의사들이 할 수 있는 역할은 떠돌이 개가 되는 겁니다. 방목되어 얼마 남지 않은 시간을 즐기고 있는 어르신을 시설에 억지로 데려가려는 사람들을 향에 짖을 수밖에 없으니까요.

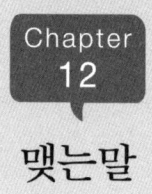

맺는말

열심히 잘 해왔어. 괜찮아, 괜찮아!

누구라도 올 수 있는 장소
서로 투덜거리며 울 수 있는 장소
함께 먹고 맛있네 하면서 웃을 수 있는 장소
간병을 고독하게 하지 않기 위해 정보를 얻을 수 있는 장소
슬픔을 전화 한 통으로 날려 버릴 수 있는 장소
같이 살고 생활하는 장소
불안감으로 가득찬 간병인들이 서로 식탁에 둘러앉아 이야기를 들으면서 공감할 수 있는 장소, 평화롭게 소통하는 장소를 만들어야겠다! 하는 생각만으로 제대로 된 준비도 없이 열게된 '만남의 장소 사쿠라짱'도 올해로 12년째에 접어듭니다.
 수많은 간병인과 이야기를 나누는 저지만, '간병'이라는 단어를 들으면 지금도 40~50년 전의 저희 집 풍경이 떠오릅니다.
 함께 살던 친할머니는 30대에 과부가 되어 혼자서 4명의 자식을 키우

셨습니다. 젊었을 때 한 고생이 마음을 갉아 먹었는지 할머니의 유일한 취미는 며느리즉, 나의 어머니를 괴롭히는 일이었습니다. 할머니가 집의 실세를 쥐고 있었기 때문에 어머니는 무 한 통도 마음대로 살 수가 없었습니다. 제가 철이 들 무렵부터 어머니의 눈물을 보지 않는 날이 하루도 없었습니다. 초등학생이었던 저는 그저 '괜찮아요.'라고 말하며 어머니의 작은 등을 어루만져 드리는 것 말고는 할 수 있는 것이 없었습니다. 할머니만 없어지면 엄마가 웃을 수 있을 텐데…….

진심으로 할머니를 죽이고 싶다는 생각을 몇 번이고 했었습니다. "괜찮아, 괜찮아!"는 제 말버릇이 되어 버렸습니다. 오늘도 '만남의 장소 사쿠라짱'을 찾아온 간병인들에게 괜찮아, 괜찮아! 하고 말하며 등을 쓰다듬어 주고 있습니다.

늘 '절대 며느리에게만큼은 신세 안 져!'라고 입버릇처럼 말씀하시던 할머니는 70대 중반에 치매가 들었습니다. 그리고 십여 년 동안 그렇게 싫어하던 며느리에게 간병을 받으며 80세까지 사셨습니다. 미움을 받는 사람일수록 오래 산다는 말 때문은 아니겠지만, 당시로써는 오래 사신 편이었습니다. 치매 든 시어머니에게 앙갚음을 하려고 한 것 하나 없이 어머니는 묵묵하게 할머니의 간병을 하면서 집안일도 해냈습니다. 가족들은 그저 할머니와 어머니를 지켜보며 저는 그런 어머니의 속마음을 헤아리며 어른이 되었습니다. 그리고 그 어머니를 이번에는 제가 간병하며 제 손으로 돌보게 됐습니다.

욕하는 소리와 한숨 소리 그리고 눈물로 보내던 하루 하루. 그러나 좋고 싫음을 떠나서 '가족이라는 것은 이런 거구나!'라는 것을 할머니와 어머니의 관계를 통해 배운 것 같다는 생각이 듭니다. '사람이 늙는다는 것', '사람이 죽는다는 것' 또한 배웠습니다. 이런 것들을 가르쳐 주는 것이 가족의 역할이라고 생각합니다.

본문에서도 말했습니다만 '핵가족화', '생활방식의 변화' 그리고 '개호보험제도'가 이러한 소중한 '배움'의 기회를 빼앗아가 버렸다는 생각을 하지 않을 수가 없습니다.

저는 '만남의 장소 사쿠라짱'을 운영하면서 지금까지도 할머니 할아버지에게 많은 것을 배우고 있습니다. 하나의 만남부터 많은 것을 배울 수 있는 것입니다. 11년 동안 만남과 배움을 이어 왔습니다.

그중에서 한 부녀의 이야기를 소개하고자 합니다.

규슈 출신의 아리오카 토모미 씨, 일명 토모미 씨는 1915년에 태어나 올 봄에 99세가 됩니다. 3세 때 어머니를 여의고 아버지 손에 자랐다고 합니다. 토모미 씨는 유서 깊은 집안에 시집을 가, 시어머니와 시누이에게 괴롭힘을 당했다고 합니다. 40대라는 젊은 나이에 남편과 사별하고, 토모미와 2남 1녀의 자녀들만 남겨졌습니다. 그 후 딸 요코 씨와 둘이 의지하며 살아왔습니다.

딸 요코 씨는 고등학교를 졸업하자마자 간사이 지역으로 취직을 하게 됩니다. 어머니와 딸은 일 년에 몇 번이고 여행을 다닐 정도로 사이가 좋은 부녀였습니다. 토모미 씨에게 인지증 증상이 나타난 것은 지금으로부터 13년 전의 일입니다. 요코 씨는 어떤 모임을 계기로 8년 전부터 '만남의 장소 사쿠라짱'에 오기 시작했습니다.

그때 요코 씨는 계속 울기만 했습니다. 일을 그만두고 하나뿐인 어머니를 돌보기로 결심했지만, 매일 변하는 어머니의 모습을 받아들이기가 힘들었던 것입니다. 처음에는 표정도 경직되어 있었고 좀처럼 마음의 문을 열지 않았습니다.

그러나 '만남의 장소 사쿠라짱'의 3대 이벤트인 '외출 연대'를 통해 홋카이도 여행을 다녀오고, 여행을 계기로 여기저기 외출을 하게 되었습니다. 그 외에도 '배움 연대'에서 여러 가지 강좌도 들으며 '지킴이 연대'를 이용해 가끔은 숨을 돌리기도 하는 사이에 요코 씨에 얼굴에도 미소가 돌아왔고, 토모미 씨의 표정도 점점 좋아지기 시작했습니다.

하지만 토모미 씨의 인지증은 천천히 진행되어 점점 딸의 기억을 잃어가기 시작했습니다.

세상에 가장 사랑하는 어머니가 나를 기억 못 한다!

정말 슬픈 일이지만…… '그날'은 언젠가 찾아옵니다. 열심히 간병을 해도 '그날'은 반드시 찾아오고 맙니다. 요코의 표정은 다시 경직되어 갔습니다. 그때쯤 한 가지 사건이 일어났습니다.

설날에 '만남의 장소 사쿠라짱'에 토모미 씨 부녀를 초대해 설 음식을 먹고 토모미 씨를 휠체어에 태우고 가까운 신사에 갔습니다. 저녁에는 스키야키를 먹으며 올 한 해도 잘 부탁한다며 서로 인사를 주고받은 뒤 집으로 돌아갔습니다. 그런데 요코 씨에게서 바로 전화가 왔습니다.

'마루오 씨! 도와주세요! 어떻게 해요……어머니가 넘어지셨어요!'

주차장의 얕은 계단에 휠체어 바퀴가 걸려서 토모미 씨가 앞으로 튕겨져 나간 것입니다. 급하게 주차장으로 뛰어나가 보니 요코 씨는 패닉 상태로 대성통곡을 하고 있었습니다.

'어떡해요…… 어떡해요…… 뼈라도 부러졌으면…… 나 때문에, 나 때문에'라고 말하며 계속 울기만 했습니다.

그때였습니다, 토모미 씨가 큰 소리로 정확하게 이렇게 말했습니다.

"요코야! 엄마는 요코가 우는 거 싫어. 울지 마." 그건 틀림없이 딸을 꾸짖는 엄마의 목소리였습니다. 기적과 같은 일이었습니다.

엄마가 나를 잃어버리지 않았어…… 요코 씨의 눈물이 기쁨의 눈물로 바뀌었을 것은 두말할 나위 없었습니다.

요코 씨는 어머니를 계속 집에서 간병하고 싶다는 생각에 헬퍼 2급 강좌를 들었습니다. 실습으로 어느 특별양호노인홈(특양)에 갔을 때, 야간에는 1명에 직원이 이용자 20명을 돌본다는 사실을 알게 되었고, 집에서 간병해야겠다는 생각이 더욱 굳건해 졌던 것 같습니다.

당시 토모미 씨는 뇌경색이라는 진단을 받았고, 몇 개월 동안이나 입원을 해야만 했습니다. 그런데 간병을 하던 요코 씨도 몸 상태가 안 좋아져 같이 입원을 하게 되었습니다. 토모미 씨는 주치의가 처방한 '아리셉트'를 복용했고 부작용으로 흥분 상태가 지속되어 다른 사람이 되어 버렸습니다. 약을 먹지 않으면 바로 본래의 모습으로 돌아왔습니다. 불안해하는 요코 씨에게 나가오 씨를 소개한 것은 그때였습니다.

'어머니를 마지막까지 집에서 돌보고 싶다고 하니까 나가오 씨 부탁드립니다.'

환자의 요구를 최대한 만족시키기 위해 방문 진료와 왕진을 해 주거나 24시간 방문 간병 스테이션을 운영하시는 분으로 제가 진심으로 존경할 수 있는 재택 의사는 나가오 씨뿐입니다. 또한, 방문 간호사 하마나카 씨의 존재 또한 큰 힘이 되었습니다. 나가오 씨와 하마나카 씨가 있었기에 요코 씨가 안심하고 마지막까지 집에서 어머니를 돌보겠다는 의지가 흔들리지 않았던 것 같습니다.

토모미 씨는 2년 전에 생사의 갈림길에 놓인 적이 있습니다. 이때 나가오 씨에게 이제 얼마 안 남았다는 여명 선고를 받았지만 그 선고는 완전히 빗나가(웃음) 지금도 아주 건강하게 살아계십니다. 주간 보호 서비스를 받지 않게 되면서부터는 점점 더 건강해 졌습니다. 주간 보호 서비스를 받지 않게 되면 요코 씨가 힘들어지지 않을까 생각했지만 쓸데없는 걱정으로 끝났습니다.

그 전까지는 밤에 2시간 간격으로 깨어 있던 토모미 씨였지만 지금은 잠도 푹 잘 자고 잘 먹고 변도 잘 보게 되었다고 합니다.

'나가오 선생님, 오늘은 어머니가 이렇게 훌륭한 변을 봤어요.'

손으로 그 크기를 재연해 보이면서 나가오 씨에 전하는 요코 씨.

'만남의 장소 사쿠라쨩'을 방문하는 날 밤에는 가까운 곳에 있는 맛있는 식당에서 외식을 합니다. 익숙한 얼굴의 청년 직원이 친절하게 서비스를 해주면 토모미 씨의 얼굴에는 웃음꽃이 핍니다. 맥주가 나오면 누구보다 빨리 꿀꺽꿀꺽 소리를 내어 마시고, 파스타도 꼬치도 손에 닿는 대로 맛있게 먹습니다. 모르고 잘못 좀 삼키면 어떻습니까? 사람은 그래도 잘 산다는 나가오 씨의 말을 듣고 나서부터 요코 씨는 옛날처럼 겁내지 않습니다. 그렇게 지금도 아주 평안한 시간이 흘러가고 있습니다.

'먹는 것'과 '산다는 것'. '산다는 것'은 '먹는 것'. 본인의 '불안'을 '안심'으로 바꾸는 결단. 요양 업계에 종사하는 자에게 있어서 기다리는 것에 대한 중요함. 토모미 씨와 요코 씨를 통해 배운 경험들은 저에게 소중한 보물입니다. 분명 나가오 씨도 그렇게 생각하고 있을 것입니다.

물론 나가오 씨에게 제가 배운 것도 많이 있습니다.

의사이기 전에 한 사람의 인간으로서 선한 눈빛을 보내줍니다. 백의를 입지 않은 의사를 모토로 하는 것에는 그럴 만한 이유가 있었던 것입니다, 안 어울려서가 아니라. 그렇게 제가 존경하고 아끼는 나가오 씨와 함께 개호에 대해 이야기한 것이 책으로……의료와 간병이 얽히고 섞인 한 권의 책이 완성되었습니다. 아무리 바빠도 매일매일 '마지쿠루'를 실천해 주시는 나가오 씨에게 너무나 감사드립니다.

이 책을 읽어 주신 독자 여러분께도 진심으로 감사의 말씀과 '괜찮아, 괜찮아!'를.

날마다 생명과 맞서 싸우며 양자 선택의 기로에 놓여 있는 간병인들의 동료 분들, 묵묵히 지원해 주는 동료들, 그리고 사무국의 모토나가 씨, 츠지모토 씨, 나카무라 씨에게 감사드립니다. 뒤에서 진심으로 지지해 주신 니시야마시 시청의 관계자 여러분들에게도 감사드립니다.

그리고 제 오빠와 여동생 부부에게도 고맙다는 말을 전하고 싶습니다. 이런 무모한 기획을 책으로 만들어 세상에 내보내 주신 북맥사의 고미야 씨에게도 깊은 감사를 뜻이 담아 고맙습니다. 괜찮아, 괜찮아!

마루오 타에코

■ 역자의 말

　우연치 않게 이 책과 인연을 맺었다. 인터넷 서점에서 일본 책들을 뒤지다 본 책 표지의 닭 그림을 웃으며 지나쳤었다. 그리고 얼마 후 다시 만났다. 빨간 벼슬을 가진 흰 수탉 일러스트가 있는 책을.

　2011년, 일본 개호보험의 예방 급여로 활용되고 있는 Power Rehabilitation 프로그램을 한국에 도입한 바 있다. 대체의학을 오랫동안 공부하면서 숙제로 남겨 두었던 것을 해소하고 싶어서였다. 건강보험 재정의 상당 부분이 노년층의 치료 목적으로 사용된다는 사실이 안타까웠는데 해결 방법이 되겠다는 생각이 들었다.

　이 책을 읽기 전에는 나 역시 부모님을 요양원에 모실 계획이었고, 남편과 나도 나이 들고 힘없어지면 요양원으로 간다고 생각했었다. 시장 시스템이 지배하는 요양시설은 내가 생각한 인간적인 생활 공간이 아니었다. 우리나라 요양 병원에 근무하는 의사와의 대화를 통해 우리나라도 다를 바 없다는 것을 알게 되었다. 이번 번역을 통해서 부모님 세대는 물론이고 우리 세대 노후 계획에 대해서 진지하게 생각하는 계기가 되었다.

　개별적인 차이는 있겠지만, 저자들이 주장하듯이 이웃 공동체를 재건해서 함께 대처한다면 노화로 인한 생활의 문제를 해결하는 것이 어렵지는 않을 것 같다. 공동체에서는 시장 시스템과는 달리 서비스 제공자와 서비스 이용자 역할을 명확하게 구분하지 않는다. 전통적으로 복지 서비스를 보편적 권리로 간주하더라도 서비스 제공 과정에서 전문가의 주도적 역할에 의존할수록 서비스 이용자는 수동적 존재에 머무르게 된다. 이러한 시장 경제의 내재적 한계를 넘어서려는 시도의 하나로 에드가 칸의 '타임뱅크'가 주목을 받고 있다.

타임뱅크 운동은 사람에 대한 가치 평가를 시간을 기준으로 재설정한다. 이러한 관점 변화에서 타임뱅크 운동이 시작되었다. 타인을 돕는 데 투자한 시간을 저축하고 필요할 때 사용하도록 체계를 갖춘 것이 타임뱅크 운동이다. 시간을 중심으로 노동을 새롭게 정의하는 것을 통해 시장 경제의 팽창을 억제하고 핵심 경제비시장 경제를 재건하며, 두 경제 사이에 더 평등한 파트너십을 세울 수 있다. 그 동안 시장이 평가 절하해 버린 자녀 양육, 노인 보호, 학습, 이웃 돌보기, 시민 참여 등 사회적 기여가 제대로 평가될 수 있도록 하는 것이다. 노동을 건강한 아이를 기르고, 가족을 지키고, 이웃을 안전하고 활력 있게 만들고, 약하고 취약한 사람들을 돌보는데 드는 노력을 포함하도록 새롭게 정의한다. 저자들이 주장하는 시설 요양의 대안으로 제시하는 방목 요양의 핵심은 시장이 평가 절하하고 있는 이웃 공동체의 연대정신을 회복하자는 것으로 타임뱅크 운동과 맥을 같이 한다.

일본은 우리와 지리적으로는 가까운 이웃이지만, 정서적으로는 아주 먼 나라이다. 많이 비슷해 보이지만 너무 다르다. 일본은 초고령 사회이다. 우리나라 역시 유례없이 빠른 속도로 초고령 사회로 달리고 있다. 일본의 해법을 소개한 이 책을 통해서 고령 사회를 대처하는 핵심 사회 복지제도인 요양보험의 바람직한 운영 방안을 모색하는 계기가 되기를 기원한다.

이런 요양시설은 조심하자! 체크 리스트

☐ 건물이나 내장 가구가 쓸데없이 화려하다
☐ 신문에 들어 있는 전단의 종이질이 쓸데없이 좋다
☐ 팸플릿에 '안심', '안전'이라는 선전 문구로 도배를 한다.
☐ 구인광고에 자주 등장한다.
☐ 예약을 안 하면 시설 견학이 불가능하다.
☐ 체험 입소가 안 되고 계약을 재촉한다.
☐ 입소자의 말소리가 안 들리고 TV 소리만 들린다. 약기운에 다들 몽롱해져 있을 가능성이 큼.
☐ 대부분 입소자가 휠체어 신세를 지고 있다. 걸어 다니는 사람이 없다.
☐ 야간에 방문하며 개인실에 자물쇠가 잠겨 있다.
☐ 산책하는 시간 외의 외출 시간이 없다.
☐ 식사 시간이나 그 외의 다른 시간에도 직원들이 이용자에게 필요 이상의 말을 걸지 않는다.
☐ 직원이 입소자의 입에 숟가락을 넣어서 밥을 억지로 먹인다.
☐ 대부분 기계 목욕을 시키고 입욕 시간도 10분 이상 넘지 않는다.
☐ 주치의가 시설 주변에 상주하지 않고 먼 곳에서 있으며 왕진하러 오지 않는다.
☐ 팸플릿에는 '임종을 맞이하기 위한 요양처'라고 써놓고 직원이 임종을 지켜본 직원이 없다. 입소할 때는 반드시 임종을 옆에서 지켜줄 수 있는지 없는지를 확인할 것.

※ 3개 이상 해당된다면 그 시설에 들어가는 것은 잠깐 보류하시길!

할매할배, 요양원 잘못가면
치매가 더 심해져요

초판 1쇄 인쇄   2016년 2월 22일
초판 1쇄 발행   2016년 2월 26일

지은이 | 나가오 카즈히로·마루오 타에코
공　역 | 위경·한창완
펴낸이 | 박정태
편집이사 | 이명수　　　**감수교정** | 정하경
편집부 | 김동서, 위가연, 조유민
마케팅 | 조화묵, 최지성　**온라인마케팅** | 박용대, 김찬영
경영지원 | 최윤숙

펴낸곳　　Book★Star
출판등록　2006. 9. 8. 제 313-2006-000198 호
주소　　　파주시 파주출판문화도시 광인사길 161 광문각 B/D 4F
전화　　　031)955-8787
팩스　　　031)955-3730
E-mail　 kwangmk7@hanmail.net
홈페이지　www.kwangmoonkag.co.kr
ISBN　　 978-89-97383-79-5   13330
가격　　　13,000원

저자와 협의하여 인지를 생략합니다.
잘못 만들어진 책은 바꾸어 드립니다.